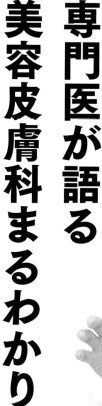
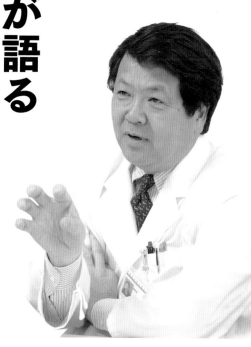

〈対談〉
専門医が語る
美容皮膚科まるわかり

宮田成章

みやた形成外科・皮ふクリニック　院長

宮地良樹

京都大学名誉教授
公立大学法人静岡社会健康医学大学院大学
学長・理事長

日本医学出版

序　文

　今回、一般皮膚科医である私が最も良心的な美容皮膚科医のおひとりであり心から信頼する宮田先生に美容皮膚科診療をめぐるさまざまな課題と論点を最新情報とともに忖度なしにストレートに質問するという形の対談に挑みました。美容皮膚科は重要な皮膚科のサブスペシャリティであるにもかかわらず、ともすると学会本流からは傍流扱いされ、患者さんの強いニーズに応え切れてこなかったという懸念を払拭できません。

　私自身はずっと大学で研究皮膚科医として過ごしてきましたので美容皮膚科の診療を実践したことはありません。しかし、美容皮膚科診療の重要性を十分に認識し、トレーニングを受けない医師がいきなり美容皮膚科診療をはじめるといういわば無政府状態の現況を深く憂慮してきました。そのために日本美容皮膚科学会の設立や日本皮膚科学会美容皮膚科・レーザー指導専門医制度の確立に尽力してきました。またこれまでに編集者として美容皮膚科領域の教書を 10 冊以上上梓してきました。

　しかし、美容皮膚科診療は相変わらず拝金主義の潮流の中で、「まっとうな」美容皮膚科診療が行われている情況ではありません。今回の対談ではそのあたりも含めて、いま何が問題でどうすれば正統派美容皮膚科の復権を図れるのか、どのようにして「良貨が悪貨を駆逐できる」のか、大胆にも美容皮膚科診療の裏事情にも踏み込んで宮田先生のご意見をたっぷりと拝聴することができました。

　この対談をご一読いただくことで、どうすれば「まっとうな」美容皮膚科診療が定着し、社会が受容できる「まっとうな」美容皮膚科学が樹立できるのかをご一緒に考えるきっかけとなれば企画した者としてとてもうれしく思います。読みやすい対談形式で分量も価格も手頃に抑えましたので是非多くの医療専門職や患者さんにお読み頂ければ望外の幸せです。

2023 年早春

京都大学皮膚科名誉教授
静岡社会健康医学大学院大学学長

宮地良樹

　この度は憧れの宮地良樹先生と対談形式で美容皮膚科について話をさせて頂くという大変有り難い機会を得ました。

　私は形成外科をベースとしたノンサージカルな美容医療を 20 年以上実践的におこなってきた開業医です。そして気が付けばこの分野は皮膚科に大きく飲み込まれ、今では美容皮膚科という呼称で表されることも多くなりました。私は形成外科専門医で一般皮膚科の研修を受けた経験はありません。このような立場で皮膚科専門医の先生方を差し置いて意見を差し上げることをお許しいただければ幸いです。

　黎明期は殆どの医師が診療の中心に据えていなかったこの分野ですが、近年大きく発展してきたのは皆様ご存知の通りです。私自身、美容皮膚科のほとんどの領域に長年関わり、機器や注入剤などの技術革新もよく知る立場でありましたし、学会、メディアなどにおける美容皮膚科の位置付けも見届けてきたつもりです。国際的なこの分野の発展も理解しております。

　しかしながら現状では様々な情報が錯綜し、またビジネスに偏った医療行為もおこなわれています。昨今患者ニーズの高まっている美容皮膚科領域が更なる発展を遂げるために何ができるのかを考えると今回の企画は私にとっては大きな使命ではないかと考えます。

　あくまで私見ではありますが、長年この分野に携わってきた一人の医師の考え方として皆様にわかりやすく情報を提供できればと思います。正しい美容皮膚科学の普及のための一助となれば幸いです。

2023 年春

みやた形成外科・皮ふクリニック

院長　**宮田成章**

目　次

対談
専門医が語る美容皮膚科まるわかり

総　論

宮地：本日は「専門医が語る美容皮膚科まるわかり」ということで、美容皮膚科初心者の私が専門家に聞くというスタンスで、いろいろなことをお聞きしますのでよろしくお願いします。

　まず美容皮膚科という言葉ですが、私は何十年も皮膚科医をやっていますが、昔はとにかく美容というと化粧品のメイクアップ、それからヘアーメイクぐらいだったんですね。ところがおそらく1980年~90年から形成外科の中から美容外科というジャンルがだんだん出てきて、メスを使った手術以外に例えばコラーゲンの注入、シリコンの注入などの施術が登場してきましたね。ただ、いろいろなトラブルがあってそれが負の遺産にもなった面もあったと思っています。私としては1990年代に「選択的光熱融解理論（Selective　photothermolysis）というセオリーでレーザー治療が導入されたことで、様々なデバイスが一挙に花開いたという感じがしていますが、まず形成外科医だった先生がどういう経緯で美容皮膚科に手を染めるようになったのか、そのあたりからお話をお願いしたいと思います。

宮田：私の場合は形成外科医の仕事をずっとしておりまして、公立病院に赴任した時にレーザーが置いてありましたが、使い方がほとんどわからなくて、興味がなかったという状況でした。その当時は我々の領域でもアザの治療がほとんどで、それに用いられたQスイッチレーザーが今度はシミの治療もできる、というところから美容の患者さんがパラパ

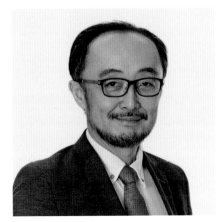

宮田成章　みやた形成外科・皮ふクリニック院長

ラと増えてきました。また、ケミカルピーリーングがちょうど90年代の後半に日本でかなり話題になりましたので、ちょっとニキビの患者さんを治療してみようということで、そういうのを取り込んでいるうちに、だんだん自分のフィールドが美容に比重が移っていったという感じです。それである程度世界的に美容のフィールドが大きくなったのを見て、美容外科医に転身しました。

宮地：皮膚科のなかでも美容皮膚科は、いまかなり大きなサブスペシャリティに成長しましたが、昔はマイノリティだったんですよね。「美容は皮膚科の王道ではない」みたいなところがあってですね。形成外科のなかでの美容外科の位置付けはどんなふうだったんですか。あるいは今はどうなんですか。

宮田：昔はマイナー中のマイナーで形成外科医の間でも美容やるために形成外科医になったわけじゃないよね、とかなり上から言われました。形成外科のアルバイトは実際ないので、結局美容でアルバイトするという感じが実際です。言ってることと矛盾がありますが。

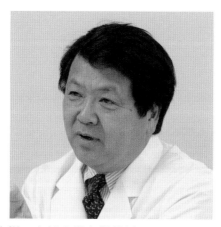

宮地良樹　京都大学名誉教授
　　　　　公立大学法人静岡社会健康医学大学院
　　　　　大学学長・理事長

宮地：その頃の美容外科はどんなことができたんですか。

宮田：普通に二重まぶたが圧倒的に多くて、そのほかに脂肪吸引やシリコンプロテーゼを用いた隆鼻が多かったです。

宮地：そうですか。そういう時代がまずあってですね、私の理解では、美容皮膚科の領域はメスを使わない施術がおそらくメジャーになったと思うんです。形成外科をルーツにもつ美容外科医として、このメスを使わないジャンルが増えてきましたけれども、そのあたりについてはどうお考えでしょうか。

宮田：未だに学会のなかでも完全に割れています。時代とともに非外科的な治療が盛んになり、それを受け入れている先生も多いですが、メスを使う先生はやはり自分たちが主流だという気持ちが強いと思います。外科医である以上、それは当然だと思います。

宮地：日本美容外科学会という名前の学会が2つありますよね。形成外科学会主体の JSAPS：Japanese Society of Aesthetic Plastic Surgery と非形成外科学会系の開業医主体である JSAS：Japan Society of Aesthetic Surgery です。JSAPS のほうがそういう考え方が強いということなんですか。

宮田：特にそうですね。もうひとつの方はやっぱりビジネスに長けている先生が多いので利益を重視する発想があるんですけど。JSAPS では主になる先生方はやっぱり外科系の先生で、我々はまあ傍流というか皮膚科医でもないでしょ、形成外科医でもないでしょ、みたいな位置付けにされてるような状況です。

宮地：でもここまでメスを使わない施術が発達してきますと、やっぱり美容外科医も美容皮膚科医ともに宮田先生のやってられる施術が主流にならざるをえないですよね。

宮田：そうですね。やっていることは先生のおっしゃる通りです。あとはプライドの問題だと思います。多分、皮膚科の先生もそうじゃないかと思います。

宮地：皮膚科医の立場からいいますとね、例えばしみひとつ取っても正確な診断とかあるいは施術後のトラブルを見た場合、これはかぶれじゃないかとか炎症後色素沈着じゃないかとか、いろいろ皮膚科的な素養がないと診断やアフターケアができない部分って私はあると思うんです。だから皮膚科学会では皮膚科専門医を持った人の二階建て部分として、美容皮膚科レーザー専門医を作ったわけです。おそらく先生のような美容外科出身の美容皮膚科医の先生にとっても、先生が昔やられていたような二重まぶたの手術とかいろいろなスキルがあってこそ、この施術は適用ではないとか、これはこうすべきだとかあるいはトラブったらどうするとか、そういうことがわかるのではないでしょうか。

宮田：もちろん学会としてもそういうふうに動いていますし、そう思っている先生方が多いです。ただ現実問題、専門医を持っていない先生が圧倒的に多いというのも事実です。

宮地：美容皮膚科でもかなり皮膚科専門医以外の先生がやっておられるんですよね。先生の領域でも美容形成外科の素養がない人がいきなり参入したりすることはあるんですか。

宮田：ほとんど多分そうだと思います。JSAS はほぼそういう先生方ばかりです。ただし、出身科だけでその技量は測ることはできません。なかには優秀な先生方もいらっしゃいます。

宮地：皮膚科でも形成外科でも本当はトレーニングしないとできませんよね。

宮田：ただ難しくて、形成外科医になっても美容外科を一通りできるとは限らないです。

宮地：例えば精神科医や婦人科医がいきなり転身するじゃないですか。そういう先生方は美容皮膚科のチェーン店などである程度トレーニングを受けているんですか。

宮田：そうですね、ほとんどはチェーン展開のクリニックでトレーニングを受けている先生方になります。いきなりパッと出てやる先生はほとんどいらっしゃらないです。

宮地：私の知っている先生でも全然違う内科の先生がいきなり美容皮膚科のカリスマになったりしていますね。やっぱり先ほど申し上げたように美容形成外科の素養があるとないとでは治療の奥行きや幅が私は違う

と思うんですよね。

宮田：それはおっしゃる通りです。ほんとに奥行きがなくなります。

宮地：そうですよね。ただ患者さんはその奥行きや幅はわからないですよね。

宮田：全くわかってないです。

宮地：クリニックがきれいだとか、よく宣伝をみると愛想がいいとか、イケメンだとか、そういうことで決まっちゃいますから。その辺はやっぱりお互い問題点として認識する必要があると思います。

宮田：はい、そう思います。

宮地：いま論点になっているメスを使う美容外科から使わない美容皮膚科にだんだんかなりシフトして、メスを使わない施術がメジャーになっていますね。この両者のボーダーを行き来しながら適応を考えると思うのですが、先生もメスを使うことはやっぱりあるんですよね。

宮田：はい、あります。

宮地：それはやはり適応を考えながら症例ごとにこれはこの方法で行ける、こっちはメスを使う必要があると、そういうことを考えておられるんですか。

宮田：そうです。当然ですけど、しみですとか体表のものは完全に皮膚科的なジャンルですけど、いわゆるたるみとか形ということに関してはどっちがいいかというのは、常に外科か非外科かというのは自分のなかで考えて、必要であればやっぱりメスを入れられるっていうのは形成外

科医の強みではありますので、それは考えてやっています。

宮地：そのあたり、やはり美容皮膚科医としての包容力は違いますよね。

宮田：あの簡単にいうと得意ジャンルが違うので、私たちが皮膚科的な診断の勉強をしませんので、そこが弱いところですね。

宮地：美容外科医としても形成外科医としての素養があるということが包容力になるというわけですね。

宮田：もちろん、そういうことだと思います。

宮地：その点で言えば、さっきいろいろトラブルの話が出ましたが、いま美容皮膚科領域で法律的に、薬機法（「医薬品、医療機器等の品質、有効性及び安全性の確保等に関する法律」）とか医師法とかありますがそのあたりでトラブルは起こっているんですか。消費者センターにいろいろクレームなどが来るようですけど。

宮田：そうです、トラブルはもうどんどん増えていると思います。ただいろいろ問題があって、我々サイド（JSAPS）のドクターでさえも問題が多々あります。

宮地：どんなことがいま一番大きな法的な問題ですか。

宮田：法的な問題は世界的に同じですけども、医師ではない人間が施術をしていかないと、クリニックが成り立ってこないという部分です。

宮地：それは医師の管理のもとでやれば許されているんですか。

宮田：グレーゾーンがたくさんありまして、明確に医師じゃないとだめ

だというのがないです。

宮地：そうなんですか。

宮田：レーザー脱毛でもどっちかわからなくて、厚生労働省の方がやってもいいんじゃないでしょうか、というのを公的な場でおっしゃって、大っぴらに言えるような状況です。

宮地：レーザー脱毛の機器は、専門医が使っているのものと、医師でない人が使っているものと同じ機器を使っているんですか。

宮田：機器は違います。昔は実は一緒でした。裁判にもなりました。IPL のような光脱毛を医師が開発して、業者がエステに売っていたという時代もありまして。そのドクターごと捕まりました。

宮地：そうですか。つい最近も医師以外の人が縫合したという問題が報道されていましたね。未だにそこはグレーゾーンとして残っているわけですかね。

宮田：そうですね、たとえば CO_2 レーザーで黒子をとるのも看護師さんがやっているクリニックもあります。

宮地：そうですか、それは一応医師の管理の下にという名目ですか。

宮田：そうですね。だからそれをだめとも私たちも言えないですし、じゃあ脱毛はいいのかとか、IPL はいいのかとかそういう話になってしまいます。

宮地：私も先日たまたま自分の老人性色素斑を専門医にレーザー治療してもらったんですが、やっぱり施術は医師がどういう機器を使うか、ど

の程度の強さで施術するかを考えて臨床決断してほしいですね。やっぱり手加減というか医学的判断は医師として大切ですよね。

宮田：はい、もちろんそうです。

宮地：その辺がどうなっているのかちょっと私は心配なんですよね。

宮田：ビジネスが絡んでくるとそうとも言えないというところがこの業界で一番難しいところです。

宮地：そこでいわゆる機器を使う美容皮膚科、これはレーザーの話だけではなくいろいろなエネルギーデバイスがでてきましたよね。これらのデバイスがどういうふうにして発展してきたのか、そして今後の展望はどうか、そのあたりを先生からお話していただけますか。

宮田：はい。さきほどお話があったロックス・アンダーソンの選択的光熱融解理論の論文が1983年に出ました。そこでまずアザの治療というところでレーザーは皮膚に対して選択的にいろんなことができるということがわかって、そのデバイスが出たときは、アザの治療器でありタトゥーの治療器だったんですけれども、しみにも当然使えるだろうということで90年代になってから急速にレーザーを使ってしみが取れるっていうところから、我々の美容、医療領域ではレーザーを使うようになりました。私自身もちょうどそこから入っています。そのあとにレーザー脱毛の機器が、1997年か8年ぐらいに同じロックス・アンダーソンのグループが開発しました。日本においてはほぼレーザー脱毛によって非外科的な美容医療は花開いたといっても間違いではないと思います。2000年前後の話です。

宮地：そうすると80年代半ばに彼らが理論を出して、それを実用化したのはほぼ90年ぐらいということですか。

宮田：そうです、80年代終わりから90年代にかけていろんなメーカーがQスイッチレーザーを出してきました。

宮地：確かに私はその頃勉強して初めて知ったと思うんです。
　私が研修医だった45年前は、例えば太田母斑はドライアイス療法くらいしかなかったわけですよ。だからこれをレーザーで治せるということはものすごい進歩ですよね。私は素晴らしいと思うんです。ですからそういった意味で90年前後に大きな進歩があり、これが美容皮膚科全体に大きな革命を起こしたということは間違いないですね。

宮田：間違いないです。

宮地：その後レーザーに関してもいろんなレーザーの機器があるじゃないですか。波長とか作用時間とかいろいろあるのでしょうけど、そのあたりがどういうふうに発展してきたのかもう少し詳しくお話してください。

宮田：レーザーはいろんな方向から発展しています。例えばメラニンであればしみがQスイッチレーザーで取れるようになって、ピコ秒レーザーにその後至ったという、単純な流れです。2012年か2013年にピコ秒レーザーが出てきて、より薄いしみが取れるようになった。ただ正直な話、しみの治療に関してはQスイッチレーザーが出たところで止まっています。ピコ秒レーザーはタトゥーに関してより粒子の細かいものに関して粉砕できるということで非常に大きな進歩を得たんですが、しみに関しては必ずしもベストではないというところで止まっています。
　それと同時並行で CO_2 レーザーが昔は黒子をとるのに使っていたのですが、性能が上がってきてかなり安全にきれいに取れるようになったというのも、1990年代の終わりぐらいです。
　ほぼ同時に脱毛が出てきてそのちょっとあとからたるみの治療機器、

エネルギーデバイスが一気に広がり、レーザーだけではなくて高周波とか超音波とか、様々なものを使うようになってきたのが 2000 年代の前半から 2010 年に至るまでです。そこからはアメリカの会社が投資をして、新しい機器を開発してそれで儲けるという構図が出来上がったことが 1 つです。話が前後しますが、IPL が出てきたのが 1997 年か 8 年ぐらいですが、IPL が出たことでいろんなしみが取れる。それでイスラエルの企業が大儲けをしまして、そこで投資をしていたというか、研究者として働いていた方々がみんな企業ファウンダーになって会社を興していろんな機器、エネルギーデバイスを作り始めたので、2000 年過ぎあたりからそういう方が機器を取り揃えてセールスを始めたことが実際にはビジネスとしては美容医療機器の発展に至った理由です。

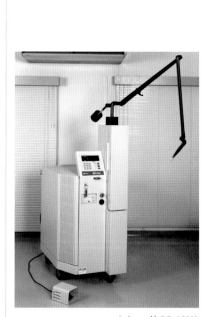

(パロマ社 RD-1200)
(株式会社エムエムアンドニーク提供)

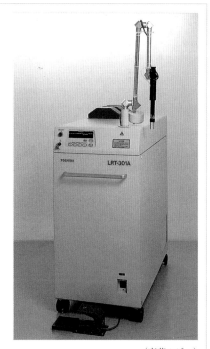

(東芝ルビー)
(株式会社ジェイメック提供)

Q スイッチレーザー

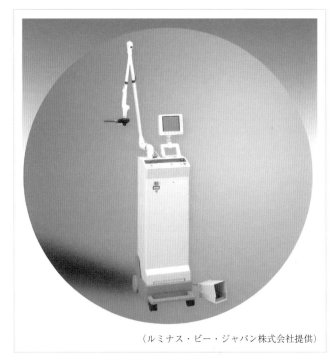

（ルミナス・ビー・ジャパン株式会社提供）

CO_2 レーザー

宮地：そういう意味では逆に言うと、そういうマーケットにもちろんニーズがあるということですよね。

宮田：もちろんです。

宮地：やっぱりよく治るとわかればさらにニーズが増えるでしょうし、逆にそれに対応する形で医師でない技術者たちがデバイスをどんどん発展させ、その流れで美容皮膚科の医師はそれを利用してきた、そう考えていいのですね。

宮田：そうです。基本はデバイスを作っている企業ありきなんです。今

でも正直な話、我々の業界はそうなんですけども、企業ありきなんです。企業がばっと大きく膨らんだことによって発展したというのが、多分実際のところです。

宮地：なるほど。そこで私はかねがね思っているんですが、例えば皮膚科医は、機器も使いますがやはり見た目で診断するというスキルをずっと伸ばしてきたわけですよね。美容皮膚科領域の機器に依存した治療というのは、もちろんどの機器を使うのかということはいろんな経験や判断が必要だと思いますが、ある機器に慣れたけど次にもっと良い機器が導入されたらもうスキルがない人がやっても治療成績で負けてしまうというような機器依存性がある気もするんです。そういうことで自分たちの熟練度とかが活かされるんでしょうか。

宮田：もちろん活かされたいのですけれども、現実問題はそうではない。正しくさえ使ってしまえば看護師でもできるというところになってきたので、ビジネスとしてよりマーケットが大事になってきたのが美容医療の今でも続く問題点だと思います。

宮地：海外でも医師以外がやってもいい国はたくさんあるんですか。

宮田：海外は結構厳しいです。韓国はレーザーを医師以外が使ったらかなり怒られますし、台湾では捕まります。

宮地：そうですか。韓国にいくと、地下鉄の駅などでとにかく美容皮膚科の宣伝がものすごいです。韓国の人たちは日本人と美容に関する考えがちょっと違いますね。親からもらった顔はいじらないとかいう発想はなく、多くの人がやっているようですが、それは国民性によるんですかね。

宮田：国民性によると思いますが、日本も最近は韓国っぽいと感じてい

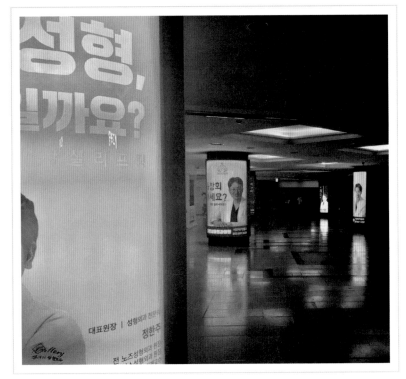

釜山西面地下鉄駅内の美容形成クリニックコマーシャル

ます。やっぱり気にしないです。

宮地：ああそうですか、日本もだんだんそうなってきたんですね。まあそれはみんなの決めることでかまわないんですけどね。レーザーの発展の軌跡を聞いてきましたけど、そのあと高周波とか超音波とかどんどん出てきましたよね。その辺はレーザーの弱点を補うということで出てきたんですか。それとも違う論点があったんですか。

宮田：両方です。レーザーはやはり体表から吸収されていくので皮下に関しての作用というのはほとんどなくて、基本のターゲットは皮膚にあるメラニンやヘモグロビンや水分だったんです。高周波や超音波は皮下

にまで影響を与えるというところがやはりアドバンテージで、それはイコールたるみの治療ということですね。たるみの治療に関してはレーザーは非常に限界がありまして、たるみの治療になるとレーザーではいかんともしがたいというところから、高周波と超音波が発展して、特にHIFUといわれるのは、完全にそれを打破できるツールとして登場してきました。

宮地：いろんな機器があって、それぞれ得手不得手があって全部揃うことによっていろんなところをカバーできるということですか。そうすると多くの機器を持っていない人たちは治療手段が狭められてしまうんですね。

宮田：そうですね。デバイス依存なんです。

宮地：わかりました。逆にいま主流となっている機器を使わない手術、例えばフィラーなどはどういう経緯で発展してきたんでしょうか。

宮田：フィラーに関してはコラーゲンの登場、アメリカで開発されて1980年代に日本でもその当時は厚生省承認というのを取りました。アメリカ製のコラーゲンの国内承認をとって、日本のコーケンという会社がさらに国内生産の承認製剤を作ってしばらくコラーゲンで賄えたんですけど、96年から7年ぐらいにヒアルロン酸製剤が出てきまして、最初はニワトリのトサカかなにかから作られたんです。

宮地：コラーゲンではアレルギーの問題も出ましたね。

宮田：牛由来のアテロコラーゲンでしたので、皮内テストを要しました。それでもアレルギーとかいろいろ問題があったりしました。それで一時期、人由来のコラーゲンが登場してアメリカのFDA承認も取得し

ましたが、その製品は製造中止となりました。そのあとレスチレンという今でも広く使われているヒアルロン酸が1998年くらいに日本に入ってきました。当時はコラーゲンの延長線、コラーゲンの代替えみたいな形で使われています。そのあといろんな注入剤、ハイドロキシアパタイトだとか様々なものが出てきては流行り、ちょっと落ちついてというのを繰り返してたのです。三次元CTが1990年代に出てきて、それによっ

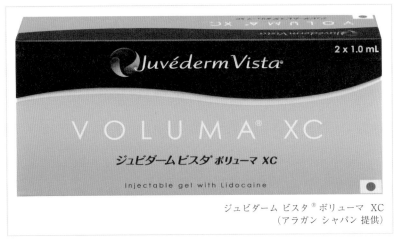

ジュビダーム ビスタ®ボリューマ XC
（アラガン シャパン 提供）

ジュビダームビスタ®ボリューマ XC

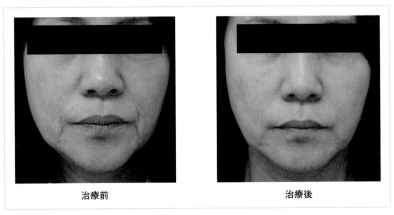

治療前 治療後

ヒアルロン酸注入

て顔面の骨格の三次元的な解析をした論文が2000年代の初頭から2010年くらいの間にかなり出てきて、老化によってどう骨格が変わっていくかがわかってきたことによって、ヒアルロン酸の注入手技が変わってきて、いまご存知のような華々しいヒアルロン酸で顔の形を変えてやろうというような考え方になってきました。現在ではヒアルロン酸も厚生労働省の承認を取得している製剤が幾つかあります。

宮地：コラーゲンはやっぱりアレルギーが起こるとかがいろいろ問題になってきて、そこでヒアルロン酸が出てきたと私は理解しているんですが。やっぱりフィラーというのは外用ではなくては直接注入するわけですからこれは理にかなってますよね。真皮の細胞外基質を直接入れ替えようというコンセプトは非常に理解しやすいですね。それでコラーゲンはそういうアレルギーがあったからほぼヒアルロン酸になったということでしょうか。宮田先生がおっしゃったように、今は保湿剤として非常に役立っていますが、昔はニワトリのトサカから作った時代があってとても高価でした。それが合成できるようになって皮膚科領域の保湿剤のみでなく、例えば整形外科領域の注射剤や眼科領域の点眼剤などになって、広くつかわれるようになったんですよね。その際、フィラーというのはさっきのレーザーとちょっと違って、ものすごく顔の解剖に詳しくないとできない施術だと思うんですよ。つまり血管や神経の走行や靱帯の部位などわかってない人が施術すると危ないでしょ、フィラーっていうのは。

宮田：そうです、形成外科医はたまたまですが顔の皮弁を起こしたりするのと、あと交通外傷で顔面骨骨折を扱っていますので、顔の解剖を知らないと専門医はとれないです。

宮地：古山先生はとても詳しくて、顔面解剖の本も出しています。彼の講演を聞いた時、いやぁよく顔面解剖を勉強してるなと驚いたのを覚えてます。だけど形成外科医だから勉強するけどもふらっと他領域から来

た人はフィラーはできないじゃないですか。

宮田：そうです、それが問題になっているんです。海外の学会ではキャダバーの実習がついてたりとか、リアルタイムの解剖を見せながらここにフィラーを入れるんだよっていうのが非常に人気があります。

宮地：でもそんなぐらいでできますかね。失明した人もいますね。

宮田：そうですね。あの場所は実際に臨床で見ないと血管の大きさがどのぐらいなのかわからないです。

宮地：すごいスキルだと思うんですよ。どこの深さでどの方向や角度からいれたらいいかとか、そういう知識がないとフィラーはできないという意味でレーザーとはちょっと違うかなと思っています。それ以外ではポツリヌストキシンはどうですか。

宮田：ポツリヌストキシンは2000年の始めぐらいに日本に入ってきました。開発者の方ともちょっと知り合いなんですけども、ポツリヌストキシンに関してはもともとそういう目的ではなかったそうです。

宮地：もともと神経内科のチックの治療とかね。

宮田：そうです、そうです、痙性麻痺とかですね、そういうのにっていって出てきたそうなんですけど、眉間に打ったら非常に良いということでアメリカでポツリヌストキシンは大流行しました。日本でも当初アメリカの打ち方をやると顔貌が白人とアジア人は全然違うので、額に打ったら眉毛がずどーんと落ちてしまいます。日本人は額、眉毛、上眼瞼と平坦に繋がっているのですべてが覆い被さるようになって目が開かない。白人は前頭隆起が出て上眼瞼が後方にありますので眉毛が落ちても上眼瞼に被らないんですね。

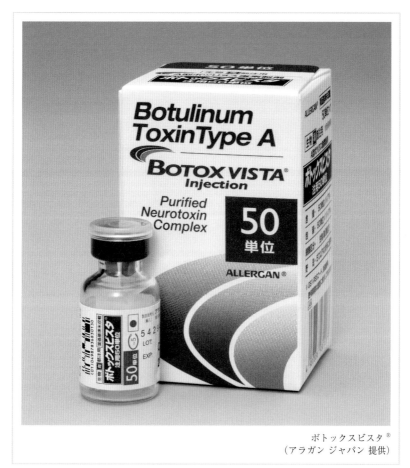

ボトックスビスタ®
（アラガン ジャパン 提供）

ボトックスビスタ®

　最初はそれでポツリヌストキシンが一回ぱっと出てきたもののあまり
流行らなかったんですけれども、それから韓国でもポツリヌストキシン
が使われるようになって、韓国のドクターがいろいろ考え出して日本で
も同じように、アジア人向けの打ち方ができて流行ってきたのが多分
2010年かそこらで、承認が取れてから一気に製造会社の戦略もあって
流行ってるという状況です。今多分ヒアルロン酸よりも打っている施術
数は多いはずです。

宮地：アジア人は打ち方が違うんですね。

宮田：まったく打ち方は違います。

宮地：そうですか。なんとなく仮面様の無表情な顔に見えませんか。

宮田：打ち方次第です。フィラー同様テクニカル依存なのです。

宮地：ついでに関係なく聞きたいんだけど、前額とか私もここにしわがあるんですが、それは歳を取ると目が下がってきてね、それをあげようと無理やりあげようとするからしわができるというのは本当ですか。

宮田：そうです、そうです。

宮地：ほんとうにそうですか。やっぱり自然にそれをやってるんですね。

宮田：まつげは、結構敏感な臓器で睫毛反射とかあるぐらいですので、まつげに上眼瞼の皮膚がふれると反射的に眉毛をあげるんですね。だから自分で意識しなくてもまぶたがたるむと眉毛をあげざるをえないです。

宮地：それがこのしわの原因だといわれてね。

宮田：そうです。それを抑えすぎるとまぶたが重いって言われるんですね。

宮地：これでもボツリヌストキシンやったら消えるんですか。

宮田：そうです。ただし、さじ加減が重要です。

宮地：フィラーでも得意なホウレイ線とかあるじゃないですか、いろいろな部位やしわの種類によって施術にも得手不得手があるんですよね。

宮田：それを解消する打ち方がどんどん今開発されていて、いわゆる持ち上げる打ち方っていうふうに、ふくらませるではなくて顔の位置をリフトアップさせる打ち方にどんどん変わってきています。

宮地：あとケミカルピーリングはどうですか。

宮田：そうですね、ピーリングは日本ではサンソリット、コスメディコ社などが90年代に製品としてデリバリーはじめてから急激に広まっています。アメリカ製だともともとオバジがブルーピールっていって、顔に真っ青に塗ってフェノールで真皮までピーリング作用を生じさせ、強力に皮膚を再生させるものがやられてたんですが、ちょっとダウンタイムが激しすぎて、オバジ先生が開発したのをいろんな日本のドクターが習ったんですけど、やっぱりアジア人がやるとPIH（炎症後色素沈着）が起こったりとかいろいろ問題が起こるので、日本では日本のAHA（アルファヒドロキシ酸）を中心としたピーリングがブームになったという流れがあります。

宮地：昔FOCUSという週刊誌にね、アメリカでやったディープケミカルピーリング。入院して顔が全部ベロっと剥けてこんな美人になりましたという写真が出てました。一方失敗してこんなになりましたっていう写真も出ていましたね。
　あれは日本人にはちょっと無理だと思いますが、浅いスーパーフィシャルピーリングの主流は日本ではグリコール酸ですか。

宮田：そうですね。

宮地：皮膚科学会もガイドラインを作りました。当時はニキビが最大の

適応だったのですがニキビにはいろいろなピーリング効果のある外用剤が出てきていまは使われなくなりました。それから九州の上田先生がマクロゴール基剤のサリチル酸ピーリングを始められました。

　従来の基剤だとサリチル酸が吸収されていろいろな副作用があるのですが、マクロゴールにすると皮膚から吸収されないという古い論文を見つけてきたんですよ。いろいろ RI（放射性同位元素）の実験までやって論文にされて、皮膚科領域ではかなり理論的には受け入れられたんだけど、やっぱり昔ながらのグリコール酸などが使われているようですね。

宮田：結局数多くのメーカーさんが参入したということが大きいと思います。

宮地：そうですか。たしかケイセイという企業が作っていましたが、なかなかうまくいってなかったのかな。

宮田：サンソリットさんの AHA が強かったと思います。当時美容領域では。

宮地：あともう一つ、皮膚科領域で効果がある機能性化粧品というのができてきました。これまではそういうジャンルはなかったのですが、最近、しわに対するリンクルショットが発売されました。なぜあの成分を選んだのかわからないのですが、確かに開発した人が片方だけ塗り続けた写真をみると片方だけ改善しているんです。それほど劇的に効くとはちょっと思えないんですけども。そのあたり先生方はどう評価されますか。

宮田：私たちは劇的に効くとは思わないし、患者さんも効かないから逆にそれが手がかり、足がかりになって私たちのところに来る患者さんも多いです。

宮地：そうなんですか。結構高いのにすごく売れたと思うのですが。

宮田：そんなにお金出すくらいならうちでヒアルロン酸打ったほうが安かったと言われる方がいっぱいいらっしゃいます。

宮地：なるほどね、わかりました、後半に詳しくお話を聞きましょう。次は診断の機器ですよね。昔はパッと見るしかなかったけど、いまはいろいろな画像診断機器があるじゃないですか。皮膚科でもダーモスコピーが格段に進歩しましたが、美容皮膚科における診断の機器の進歩はどんなふうですか。

宮田：そうですね。ダーモスコピーがやっぱり最初はメインでしたし、とにかく 90 年代にはマイクロスコープ、スカラー社が美容用に機械を売っていました。

宮地：そうなんですか。ダーモスコピーより前にそういうものがあったことは知らなかったです。

宮田：私がたまたま勉強に行っていた病院に置いてあって、なんか MO ディスクって昔ありましたよね。あれかなんかを装着できるスコープで患者さんのしみとかをいろいろ撮影をして、お見せするってところからもう実は診断機器は始まっていまして、それでキメを見てました。レーザー脱毛の際に毛根を見たりとか 90 年代にはもうしてました。そのあとやっぱり Visia（ヴィジア）と言われるような三次元的に顔写真を撮る解析機器が登場してきて、客観性を持って評価できるようになりました。たるみとか毛穴というのは客観的に評価できなかったので画期的でした。そういう機械が、アメリカのキャンフィールドという会社が最初に開発して後発の機器も登場し、そのほか Antena 3D のような三次元的にソフトウェアで解析してしわの深さとか全部わかるようなものとか、出てきているという現状です。しかし、機械はお金にならないので

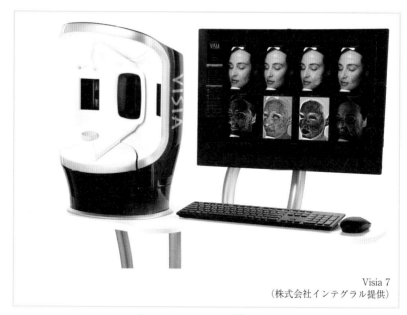

Visia 7
（株式会社インテグラル提供）

キャンフィールド社 Visia

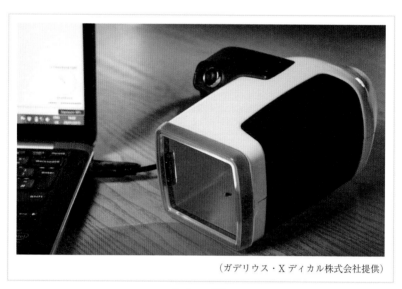

（ガデリウス・X ディカル株式会社提供）

Antera 3D

開業医の先生方の一部は嫌います。美容に関しては。

宮地：ダーモスコピーも皮膚科医はほとんど全員持っていてカシオが安くていい製品を出したようです。最初はやっぱり足の裏のメラノーマのダーモスコピー所見が違うんだってことがわかってこれは驚きでしたね、私達には。ダーモスコピーも結構エビデンスが蓄積され、用語も整理されて皮膚科診療に必須のアイテムになりました。それがだんだん他の腫瘍などにも拡大されました。美容領域ではそういうことで患者さんに見せるとかそういうことからも使っていたわけですね。

宮田：そうですね。見せるために使っていたと思います。

宮地：頭髪でもトリコスコピーっていうのがあってですね、円形脱毛症や男性型脱毛の場合はどういう所見があるかということも整理されてきました。
　以前皮膚科ではカラー撮影だと色調がぶれるのではないかとカラースケールの紙を貼って撮影していましたね。今は三次元だとそういうことは一応解消されるんですか。

宮田：LED を多色で照射して、密閉した状態で肌にぴたっと密着させて撮るので、基本その外の光の影響を受けないようにはなっています。

宮地：そうなんですか、それじゃかなり客観的に診断ができるようになったということですね。

宮田：昔に比べれば全然いいです。

宮地：健康食品やサプリメントは美容皮膚科領域ではどんなふうにしているんですか。厚生労働省ではいくつかに分類しているようですが。

宮田：サプリメントを中心とした医療は多分ほとんどの先生はしてらっしゃらないと思います。あくまで補助的なものです。ただクリニック専売品としてメーカーさんが卸すようなものを名目上はサプリになるんですが、日本の法律上は医師の個人輸入による薬品というので、サプリとしては患者さんに渡しているものが多いです。

宮地：美容皮膚科に関してはサプリメントでエビデンスのある仕事はないですよね。

宮田：ないです。

宮地：美容皮膚科医はクリニックなどで売っていて、そういう売り上げが収入の２割ぐらいあるってほんとうなんですか。

宮田：そうです、かなりもっと売ってる先生もいらっしゃるみたいですし。収益としては大きいです。

宮地：それはコンシューマというか患者さんが求めているのですか。クリニックでしか買えないから買う。

宮田：そうですね、結局はそれを競い合って、中身が違うかって言うと違わないと思うんですが、あのドクターが開発しましたっていうことでインクルードさせてしまいます。施術に。

宮地：あ、そうなんですか。

宮田：パッケージを作って売っている先生も多いです。

宮地：患者さんはやっぱり美容皮膚科で買ったほうが効くと思って買うのか、それとも先生の推奨があるから使うのか。

宮田：両方だと思います。

宮地：私はあんなの売れるかなと思ったんですが、収入の2割とは驚きました。

宮田：ほんと売ってる先生は2割ぐらいと言ってらっしゃいますね。

各 論　　　　　　　しみ

宮地：しみに移りましょう。しみという言葉なんですけども、患者さんはしみと聞いたらどんな病気を想定していますか。
と

宮田：最近の患者さんは老人性色素斑をしみとちゃんと言ってくださいます。

宮地：そうですか。

宮田：わりとソバカス、しみ、老人性の色素斑の小さなものを一緒にし

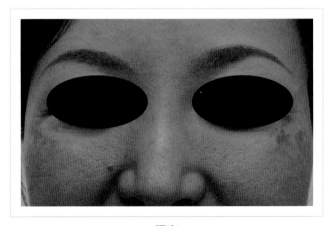

肝斑

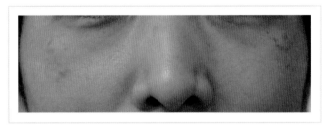

ADM

てソバカスっていう患者さんはいらっしゃいますけど、あんまり外れなくて、ただし、たまに肝斑を指さしたりとかはあります。

宮田：肝斑もしみとはおっしゃいますけど、肝斑はふつうのしみとは違うと最近やっぱり皆さん知ってるんですよ。

宮地：昔はしみというとまず肝斑というふうに患者さんは思ってましたけどね。

宮田：最近は肝斑は肝斑とちゃんと。まあトランシーノの影響なのか。

宮地：それからいわゆる太田母斑、あるいは後天性真皮メラノサイトーシス（aquired dermal melanocytosis :ADM）はどうですか。

宮田：その辺はまったくわかってないです。

宮地：太田母斑はわかってますよね。

宮田：太田母斑はまあわかってる方は、典型的な方は多分もう診断が最初からついてると思います。

宮地：それがレーザーで保険適用になってることもご存知ですか。

宮田：だいたいの方はわかっています。だからうちにはほとんどこないです。

宮地：そうするとしみというと老人性色素斑、それから雀卵斑、それから肝斑、ADM、あとは。

宮田：扁平母斑がときどきよく混じりますね。

宮地：扁平母斑は日本と海外と違うんですよね。

宮田：スピルスというのとはちょっと違う位置付けですね。

宮地：光線性花弁状色素斑の人も来ますか。日光浴で背中にたくさんできる…。

宮田：光線性花弁状色素斑は多分みなさんが想像しているよりも美容には来ないです。少数いますけれども。

宮地：そうですか、やっぱり顔を気にするんですね。

宮田：そうです、顔が基本です。

宮地：そうすると、そのしみがたくさん顔にできるわけですけども。ま

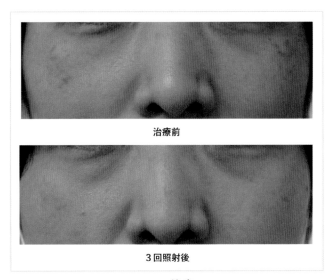

ADM 治療

あ腫瘍も紛れ込んでるでしょうけど、それをきっちりと診断をして、これはどのデバイスなりどの手法がファーストチョイスか、それを判断するのがやっぱりスキルですよね。

宮田：そうですね。それが一番だと思います。

宮地：ところが、私の経験によりますとね、美容皮膚科素人の先生のほうが儲かるんですよ。なぜかというと、診断ができていないからいろいろ無効な治療をしても出来高払ですからね。例えば最初からADMと診断してレーザーで治してしまうほうが儲からないんですよ。そういうことってあるじゃないですか。

宮田：もうそれが最大の問題です。

宮地：問題ですよね。出来高払で本人が自費で払うからいいと言えばいいのですが、だってADMなんかちゃんと診断がつけば一発で治せるわけでしょ。それを美白剤を使ったりピーリングしたり、これもだめだあれもだめだ。じゃあ紹介するからといって受診されてレーザーで治ったという話をよく聞きます。患者さんはそれまでの治療費を全部払ってるわけですよ。

宮田：そうです。

宮地：だから正確な診断できない先生のほうがむしろ儲かってるんじゃないですか。

宮田：あのいまチェーン展開のクリニックでは常に来た人にレーザートーニングをやりますとか、それは非常によく分かるんですよ。儲かるためには来た人にすべて顔全体に何万円とかになるパッケージを組んで治療をしたほうが断然儲かります。まともにしみの処理をやってADM

があってはい、1万円2万円ですよとパパンとレーザーを打っておしまいにすると全然儲からないです。

宮地：でしょう。だからまともな医師のほうが儲からないような気がするんですよ。

宮田：だから私はしみの治療は儲からないと思っています。自分のクリニックでも。

宮地：じゃあ診断を間違えたほうが儲かる（笑）。

宮田：ほんとはそうです。それが良心があるとできないですけど。

宮地：レーザートーニングには反対する人もいるようですが、あとで議論になると思いますが実情はどうなんですか。

宮田：酷いと思います。私はレーザートーニング、一般的にいうと反対派の大御所先生の考え方には大賛成なんですが、アグレッシブな否定の仕方に反対ということです。

宮地：なるほど。私もその先生に自分の老人性色素斑をで治療してもらいました。彼はよく勉強しているし、正論派ですよね。実は私が京大病院にいたときに、肝斑とADMが混ざっていそうな患者さんが受診されて彼のところに紹介したんですね。そうすると彼は生検するんですよ。大学病院でも顔だし、傷になるからと躊躇したのに、彼は正しい診断のために生検するんですよ。生検結果がこうだからこの治療をしましょうと。その診療姿勢には敬服しましたね。先生は生検はされますか。

宮田：いやしないです。そのような考えは医学的には素晴らしいときはあるんですけど、患者側の立場からするとなかなか難しいこともありま

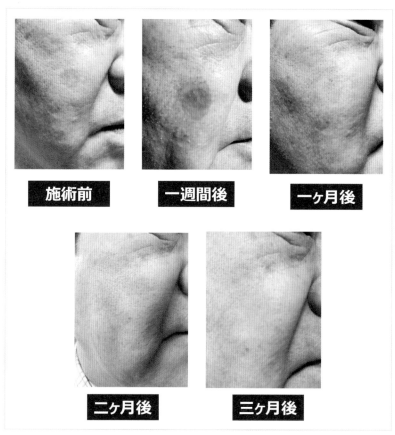

施術前　　　一週間後　　　一ヶ月後

二ヶ月後　　　三ヶ月後

私（宮地良樹）の老人性色素斑治療の経過

す。

宮地：そうでしょうね。私のこのしみのレーザー治療をしてもらったときも、数か月色調が一旦は増強したり残ったりするわけですよ。十分な説明があらかじめないと美容を気にする女性ではクレームをいうのではないかと思いました。

宮田：そうです。

宮地：私はその先生を信用していたし、「絶対治るから大丈夫」といわれていましたから数か月耐えましたが、かなり不安になったことも事実です。

宮田：医学的には正しいんですが、臨床においては受け入れにくいところがあります。

宮地：スタンスとしてその辺をわきまえないと商売にならないんでしょうね。

宮田：そうです。

宮地：美容皮膚科医といのはそのあたりが難しいのでしょうね。

宮田：バランスが美容皮膚科医には大事で、金儲け的にというかビジネスとして患者さんの心を傷つけないようにするバランスと、医学的に正しくするバランスが難しいです。

宮地：だからあとから思うともうちょっと弱い量で数段階に分けてやったらいいかなとも思ったんだけど、一回で治るはずだからバシッとやられて大丈夫っていうから。

宮田：ただ正しいことをされてらっしゃいます。

宮地：そういうなんというか商売の仕方っていうのがいろいろあるんですね。こういうしみと判断したからこれがファーストチョイスと決断する。これはあるべきですよね。

宮田：もちろんあります。肝斑はもちろんレーザーはだめとかですね、

そういうところでちゃんと診断をつけないと、時には誤ったことをして悪化させてしまうということもあります。

宮地：肝斑にレーザーはだめっていうのは、もうこれは常識ですか。

宮田：これはもう常識です。レーザーというのは高フルエンスという意味です。エネルギーを高く当ててはいけないということです。

宮地：弱くやれば問題ない。

宮田：それはトーニングになるんですけど。

宮地：それは良いんですか。

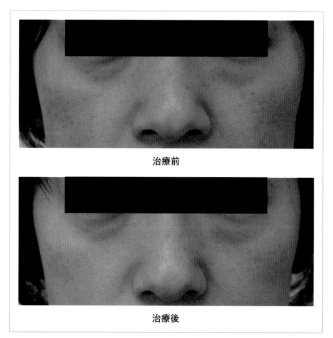

肝斑に対する低フルエンス Q スイッチ Nd:YAG レーザー治療

宮田：私は良いと思っています。ただし実は今度出版予定の美容皮膚科体系でそれを詳しく書いています。

宮地：そうですか、わかりました。もうひとつ、私は肝斑というのは昔言われたほど多くないんじゃないかと思うんですよ。つまり多彩な顔面のしみをなんでもかんでも肝斑と皮膚科医が言ってきたきらいがあるような気がするんですが、いかがでしょうか。

宮田：肝斑の分類がまだ定かではないというのがありまして、炎症性の肝斑というものが、あれが本当は炎症性の肝斑様の色素沈着なのか、肝斑なのかとかそういうふうな考え方がいろいろありますので、未だにその定義がはっきりしていないというところが問題だと思います。

宮地：こすりすぎによる炎症性の肝斑があるのは間違いないですね。昔は紫外線と女性ホルモンが関係あると言われてたんですよね。女性に多いし顔に多いけどまあ顔の中でも出っ張ってる場所に日が当たるし、女の人なんか顔いじりますからね。純粋な昔ながらの肝斑はあるんですかね。

宮田：この人は肝斑だって誰が診てもわかる人は肝斑だと思いますし、そうでない人はだいたいちょっといろいろ合わさってることが多いと思います。

宮地：狭義の肝斑のメカニズムはよくわかってないんですか。

宮田：わかってないです。基底膜にメラノサイトが落ち込んでるとか、真皮の線維構造に増生が認められたりとか、毛細血管拡張があるとか、いろいろその現象としてはとらえられてるんですが、じゃあ原因は何かっていうのはわかってないです。

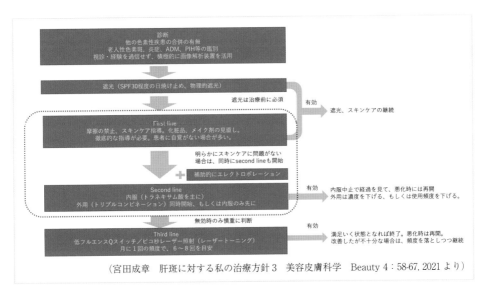

（宮田成章　肝斑に対する私の治療方針 3　美容皮膚科学　Beauty 4：58-67, 2021 より）

図1　肝斑の治療方針

宮地：結構奥深い病気ですよね、肝斑。以前肝斑のレーザー治療に関するいろんな論文読んだときに、やって2,3週間後すごくきれいになりましたという報告を出す人がいるんですよね。その後長期的にどうなったのか聞くとまた戻りましたとか言われるんですよね。それは患者さんに失礼だろうと私は思うんです。結局長期的なアウトカムをみても、やるべきでないとか、エネルギーを下げてやれば悪くないとかいう結論を出すべきですよね。

宮田：結論というか、レーザーはオプションとしての治療だと思います。やはり国際的にもガイドラインにも書いてあるように内服外用がメインだと思います。

宮地：それはトラネキサム酸ですか。

宮田：はい。トラネキサム酸がメインであとはトリプルコンビネーションクリームというようなトレチノイン、ハイドロキノンとステロイドを混ぜているようなものがあります。

宮地：トレチノイン、ハイドロキノンとステロイドの配合剤は日本にはまだないようですが、効くんですか。

宮田：うちは自己調合してますけど一番効きます。

宮地：そうですか。先生は自己調合されているんですね。あのマイケル・ジャクソンが使ったとされる強力なハイドロキノンはどうですか。

宮田：モノベンゾンはちょっと流石に怖いので使ってないです。

宮地：ハイドロキノンもいろんな種類があるけど、使ってる人もいますよね。

宮田：はい、あのマイケル・ジャクソンが使っていたものは多分日本で買おうと思っても手に入らないと思います。

宮地：もっと弱いハイドロキノンは市販されていませんかね。

宮田：ハイドロキノンで肝斑が悪化するという論文もあるんですね。それで多分タイとかの先生はハイドロキノンを肝斑には使わないって言っています。

宮地：そうですか。やっぱり肝斑ときっちり診断すれば、トラネキサム酸。これも昔から経験的に言われて私はあんまり効かないような気がしたんだけどエビデンスもあるんですね。それから海外でガルデルマが出してるトリプルコンビネーションクリームですか。これらは一応海外では使われてるからまあスタンダードと考えて良いんですかね。

宮田：はい、海外で売られてるトリプルコンビネーションクリームがスタンダードです。

宮地：日本では先生はそれを並行輸入してるか自家調合してられるのですか。

宮田：そうですね。私はもう基本的に自家調合でも、どっちかっていうともともとの Kligman, フォーミュラーをもとにちょっと薄めて作っています。

宮地：ああ、そうなんですか。それがまあ効くわけですね。こんどはADM（後天性真皮メラノシトーシス）の話をしたいと思うのですけど、あれは東大の堀先生とか溝口先生などがどうも肝斑といわれているのに違うものがあるらしいということがわかってきましてね。最初は遅

発性太田母斑といいましたかね。

宮田：後天性両側性太田母斑様色素斑だったと思います。

宮地：それがいま ADM という名前になったと思うんですけど、その意味では日本発の病名だと思ってるいますので、私は大きな発見だと思うんですよね。それがしかも Q スイッチルビーレーザーが効くってことがわかってきて、あれは美容の領域のみでなく、皮膚科医としてもものすごく大きな進歩だと思ってるんですけど、先生のお考えはどうですか。

宮田：昔は肝斑には３つの型があって、表皮を主とする表在型、真皮を主とする深在型つまり真皮型と表在プラス深在の混合型と３つにわけられて、その深在型が ADM だっていうのは最近言われてきてるんですけど、海外でもいまでも ADM は ABNOM(Aquired,Bilateral Nevus of Ota-like Macules) って言い方をしますね。さっきお話した日本語のそのままを ABNOM って言ってるんですけども。だから海外とかではそれももう認知されていると思います。

宮地：とても良いことだと思いますね。治療もあるしね。だけど肝斑のなかで一見すると ADM が混ざっている人もいると思うのですが、治療法も全然違いますよね。

宮田：まったく治療法も違います。

宮地：なんで昔気づかなかったんだろうと思うんですけど。

宮田：そうですね。謎が解けたから答えが簡単にわかるみたいなところじゃないですか。

宮地：次に一番メジャーなしみは老人性色素斑だと思うんですが、私も

レーザー治療を経験しましたけど、これに関しては先生どういうお考えをもってますか。

宮田：老人性色素斑は異常なケラチノサイトが存在しますので、それさえ取ってあげれば治る病気ですが、ただ治っても再発はしえるものです。メラノサイトが存在する限り老化がベースにあるので、やはり薄く戻ったりはします。ただ治療は完全にうまくいくというか、ほぼ間違いなく除去できるものです。

宮地：その異常なケラチノサイトは加齢に伴うものなのかあるいは、紫外線などが関与するものなのか。そのあたりどういうふうになってるんですか。

宮田：加齢、紫外線、外傷、もろもろ全部だと思います。

宮地：それがある特定の場所だけにポロッとできるのはなぜなんですかね。

宮田：それは私もわからないです。でも形なりにそうなるのでそこのコロニーとかエリア一帯がなにか異常を起こしてるのではないかと思います。

宮地：「皮膚科診療 Controversy」という本に皮膚病理がご専門の泉美貴先生に「老人性色素斑が脂漏性角化症になる？」という原稿を書いていただいたら、その答えは「両者には連続性があるが両者の移行はcontroversial」という結論でした。
　だから両者は結構ボーダレスなんですかね。昔はちょっと違う病気と考えていましたけど。

宮田：私はやっぱり経験的にしみを取った患者さんが、そのところから

同じ輪郭を持って脂漏性角化症になったケースを何例も見ています。あともっとわかりやすくいうと、老人性色素斑の真ん中にだけ脂漏性角化症がぽんとついてる人とかもいますので、完全に移行してると思います。

宮地：移行してるような気がしますね。そうすると盛り上がる前の老人性色素斑のときにレーザー治療しておけば脂漏性角化症にならないケースが結構あるんじゃないですかね。

宮田：それがさっきお話したように、治療した患者さんでもなってしまうんです。

宮地：そうですか。

宮田：加齢が進んでいって結局ケラチノサイトが異常角化していくとそうなってしまうんではないでしょうか。

宮地：そうなんですか。そうなると老人性色素斑のファーストチョイスはなんですか。

宮田：Qスイッチレーザーです。

宮地：Qスイッチレーザー。これが第一選択。

宮田：第一選択です。

宮地：CO_2レーザーは使わないですか。

宮田：その脂漏性角化症との境目くらいから使っていきます。

宮地：先日、私は病変が2箇所あって。こっちは盛り上がってないから

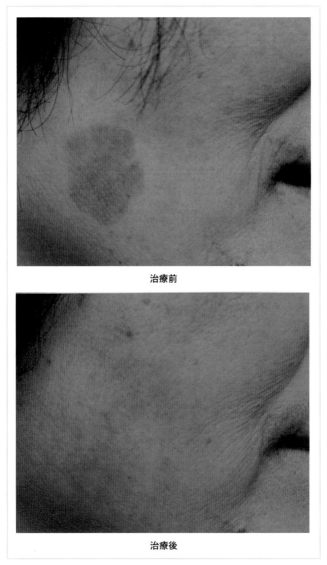

治療前

治療後

老人性色素斑

これはルビーでやろう、こっちはちょっと盛り上がってるからCO_2で
やろうと。そういうチョイスもやるんですか。

宮田：まったく同じことをやっています。

宮地：そうなんですか、それはやっぱりちゃんと診断してみて、それで経験を踏まえてこれはどのデバイスを使うか考える、そういうスキルがあるわけですね。

宮田：そうですね、特に脂漏性角化症様の要素があった場合にはCO_2レーザーを使うとほんと早くきれいに取れます。

宮地：そうですよね。CO_2レーザーの前の時代には電気（メス）焼灼というのがあって、それしかない時代があって、ですから手加減というか強さや時間は経験的だったのですが、今はスキャナー付きなんですよね？

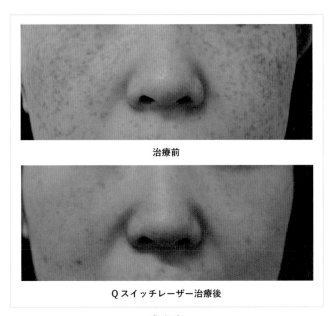

治療前

Qスイッチレーザー治療後

雀卵斑

宮田：そうですね、私はいまはスキャナー付きのものでし取らないです。

宮地：いまはそういう時代になったわけですね。ソバカス（雀卵斑）はどうなんですか。これは昔遺伝的な背景と紫外線が関与すると習ってきましたが・・・。

宮田：はい、遺伝的な背景があります。間違いなくあるというか、たしかそれ証明されていると思います。それでソバカスに関しては何でも良いのでメラニンさえ破壊すれば大丈夫です。IPL でも Q スイッチでもロングパルスでも何でも良いと思います。

宮地：一回やれば治りますか。

宮田：一回やれば治るけどまた出てきます。

宮地：また出ますよね。そうするとそれは何年かごとに何遍もやると。

宮田：僕は 2,3 年に一回おいでと言っています。

宮地：それは納得すれば最初から説明すればいいと思うんですね。

宮田：そうです。

宮地：確かに赤毛のアンのような色白のケルト人にはすごく多いようですね。あれはやっぱり露出部に多いから紫外線は明らかに関与していると思うんですけど、そういうことがわかれば患者さんも納得するんじゃないですかね。

宮田：そうですね。

宮地：さあそうなると大体しみのことはお伺いしましたけれども、脂漏性角化症はやっぱり CO_2 レーザーですか。

宮田：CO_2 か Er:YAG かどっちかです。

宮地：光線性花弁状色素斑はあんまり先生は見ないとおっしゃっいましたね。

宮田：見ないというか患者さんがきたら取りますけど、結構 PIH（炎症後色素沈着、post-inflammatory pigmentation）がすぐ出てしまうので。

宮地：色白の人に多くてね。あの病気は唯一、紫外線で人工的に作れるんですよ。あとはタトゥー（刺青）はどうですか。

宮田：タトゥーはピコ秒レーザーが第一選択ですが、ピコは細かく砕けるんですがQスイッチレーザーのほうが良いものもあったりするので難しいところです。

宮地：その素朴な疑問として砕けたあとの細かい粒子の色素はどこにいくんですか。

宮田：半分は表面から吹き飛ぶので、飛んで減ります。残りは真皮内で粉砕されます。

宮地：タトゥーというのは深いところを刺すわけでしょ。真皮ぐらいにあるわけですよね。

宮田：でも弾き飛ぶときはかなりボンッと弾け飛びます。

宮地：表皮も吹っ飛ぶんですか。

宮田：ある程度ブリスター（水疱）になって飛んでしまいます。

宮地：そうですか、なんとなく太田母斑みたいなイメージがあったんです。

宮田：やっぱり色素の量が多すぎるので、浅いところまで結構入ってますし、照射時に出血する、つまり真皮の色素まで弾け飛ぶのでそれでいくつか取れて、あとはマクロファージが吸収してくれます。

宮地：それで時間が経てば消えるわけですか。

宮田：はい、そうです。

宮地：未だに刺青（タトゥー）は黒とか青とかの色以外は取れないんですか。

宮田：いまはピコ秒レーザーが様々な波長を持ったりしますので赤色も取れます。それから緑も青もオレンジも取れます。

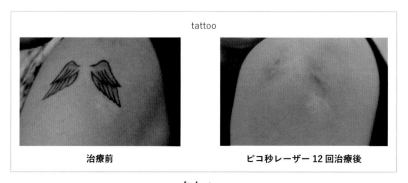

タトゥー

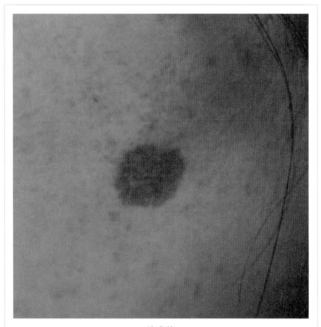

治療前

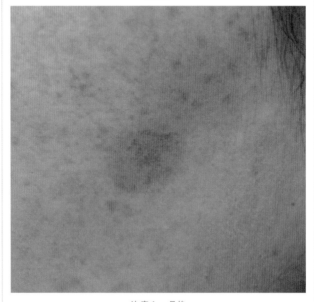

治療1ヵ月後

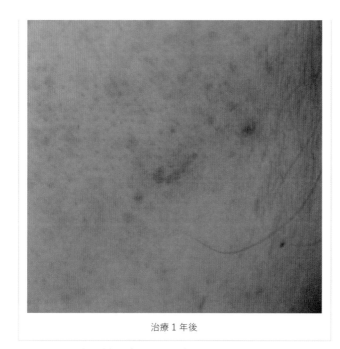

治療 1 年後

老人性色素斑レーザー治療後の PIH

宮地：だいぶ進歩したんですね。昔は青しかだめでした。刺青をきれいにとったら、赤い色の部分だけ残った人がいる。

宮田：取れない色もあるんですが、あと変色するのがあります。肌色のアートメイクとか打つと緑になったりします。赤色や茶色は時に真っ黒に変色します。鉄が酸化してしまって第二鉄から第三鉄に変わって錆びるみたいな色になるので、事前に説明する必要があります。最終的には大丈夫ですが、回数がかかります。

宮地：事前説明ということで思い出しましたが、自分がやった経験を申し上げましたけど、一番自分の経験で思ったのはこのしみの治療はPIH（炎症後色素沈着）との戦いだなということなんですよですよ。

宮田：そのとおりです。

宮地：ダウンタイム（施術を受けてから通常の生活にもどるまでの期間）というけども、たしかに治ると言われれば見てられますが、これだけ色が一時濃くなったりかさぶたになったりすると、医師はどういう説明をして患者さんはどう納得してるのかなって私はずっと思っていました。そのあたり、先生は自分の手法としてはどういうふうに説明されて、患者さんはどう納得してやっておられるんですか。

宮田：基本的にPIHというのは2,3週後から起こり始めて2か月後をピークにして半年でほぼほぼ薄くなってきます。長くても1年です。それを私はグラフを書いたものを用意して患者さんに提示します。約半分の人はこうなりますよと説明します。ビジュアルで見せて脳裏に残さないと聞いてないって話になりますから。必ずやります。

- 痂皮が生じて、1週間ほどで剥がれ落ちる。その後半数近くは一時的な色素の戻り、いわゆる炎症後色素沈着PIHが生じる。

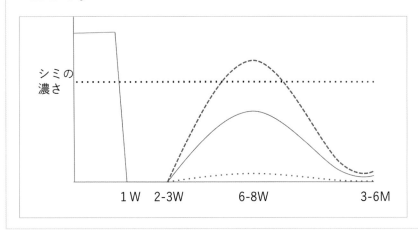

図2　レーザーの問題点

宮地：やっぱりビジュアルな説明が必要ですね。患者さんは自分の想定と違うことがあったら疑問に思うし怒る場合もあるから、事前の説明が必要ですね。いや、後でこれはこうなんですよと言ったら後出しジャンケンになると思うんです。

　だからその前に最初から何でも説明しておかないとね。私は美容皮膚科診療においてこれはとても大切で重要なスキルだと思うんです。

宮田：美容に関しては特に先に言っておかないと患者さんから怒られるんです。

宮地：それは書いて紙で渡すんですか。

宮田：紙でも渡しますし、その書いた絵をバンと目の前に見せて指でなぞってこう消えてこうなりますよっていうふうにちゃんと示します。

宮地：それはわかりますね。先生が説明されるのですか。

宮田：もちろんです。

宮地：それは大変な時間を要しますね。先生、儲からんな、それは。

宮田：儲からないです。そこで今ピコ秒レーザーが出てきてPIHが少ないんですよ。

宮地：ピコだから。

宮田：PIHができる理由は炎症ですので、しみを取るときに表皮、基底層のところでベリッとこう空胞ができて剥がれるんですよね。ピコの場合はその空胞が小さいです。あれは衝撃波ですので。衝撃波は時間が

短い分だけ小さいので空胞が軽くなり、その分だけ炎症が少なくて PIH が少ないと。Q スイッチレーザーより少ない。

宮地：ということはかなり利点が多い機器と考えてもいいんですか。

宮田：そうですね、利点が多いんですけど切れ味が微妙なときがあるので、うまく使わないといけないです。薄いシミはよく取れるんですけど厚いシミは取れないです。剥がす力がないです。

宮地：そういう意味でもいろんな機器を組み合わせないといけないということですね。

宮田：ほんとはあったほうがいいので、最終ゴールが一番いいのは Q スイッチレーザーなんです。だから古くからの先生がしみには Q スイッチルビーレーザーのほうがいいっていうのも正しいんですよ。

宮地：美白剤というのが皮膚科領域にありまして、市販の美白剤については先生どうお考えですか。

宮田：我々からすると、効くものもあるから厄介です。

宮地：使うこともありますか。

宮田：市販のものはないです。

宮地：先生は自分で調整されていますか。トランシーノは市販されてますよね。

宮田：はい、トランシーノは市販されていますが、我々はトラネキサム酸、トラサミンをお出ししています。

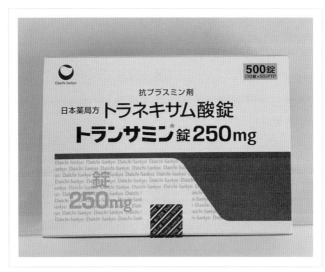

トラネキサム酸

宮地：それは安いじゃないですか。

宮田：安いから出します、我々は。

宮地：そうすると儲からないですね、また。

宮田：そうですね、はい。

宮地：例えばビタミンCなんかはどうなんですか。

宮田：一緒に出します。

宮地：それはルーティンな処方になってるんですね。

宮田：ただし、結局錠剤が多くなるので、両方飲むのは患者さんにとっ

て結構きついんですよ。1錠だけだったら飲んでくれるけど2錠だと飲まない人もいらっしゃいますから。

宮地：そうですか、そうするといわゆる化粧品領域の美白剤はコウジ酸とか山ほどありますけども、そういうのはあまり使わないし、勧めもしないということでしょうか。

宮田：コウジ酸は自己調合したコウジ酸を出しています。

宮地：それはどういう人に出してるんですか。

宮田：ハイドロキノンでかぶれる方です。

宮地：ハイドロキノンも結構使っておられる？

宮田：ハイドロキノンは基本的にさっきのしみ取りのPIHのときには出しますし、薄くて輪郭がはっきりしないときとか、あとは肝斑の方とかに出します。

宮地：先生はレーザー後のPIHにも使ってられるんですか。

宮田：出します。

宮地：昔、ハイドロキノンは院内製剤で大学でも使ったことがあるんですけどね、すぐ酸化してだめになるのと、それからかぶれるんですよね。ステロイド入れなかったので、いまはかぶれはないんですか。

宮田：いや、かぶれます。ですから、さっきの肝斑治療におけるトレチノインと合わせたトリプルコンビネーションクリームではステロイドが入ってます。

宮地：入ってますよね。そういう意味で入ってるわけですね、なるほどね。しみの予防という意味では先生どんな指導をしておられますか。

宮田：しみの予防は、とにかくこすらないこと日焼けしないこと。それに尽きます。まああと老化しないことって冗談でいうんですけど。

宮地：そうですか、なるほどね。でもまあ患者さんはさっき言われたように肝斑という言葉はだんだん耳慣れてきてね。医師でも診断が難しいのに例えばどこか美容の化粧品屋にいったらすぐに言われるでしょう、肝斑でしょうと。
　その辺のギャップはほんと啓発が必要なんでしょうね。

宮田：ドクターに対しての啓発が本当は必要です。

宮地：先生のようによく勉強しておられてよくわかっておられる方とだいぶ落差があると思いますね。それから美容に関心のない皮膚科医もそこまでは知りませんよ。
　そういう意味でやっぱり美容皮膚科というのはジャンルとしてきっちり学ばなくちゃいけないと私は思います。

敏　感　肌

宮地：俗に化粧の領域では敏感肌という言葉があるんですけど、これは美容皮膚科の先生はどういうふうなコンセプトで考えてられますか。

宮田：敏感肌は病的なものでなければ、いわゆるアレルギーとかそういう明確な要因がなければ角質のいわゆるバリア機能の崩壊っていうんですかね。そう考えていまして、私自身は基本的に保湿系の治療をしています。

宮地：そうすると乾燥肌と脂性肌という言葉もありますけど、乾燥肌に近いとお考えですか。

宮田：最近多いのは脂性肌だけど敏感肌が多いです。あのいわゆるオイリードライっていう本当のオイリードライっていうんですかね。乾燥してるからこそ脂が出てて、バリバリに肌が割れてるんだけど油分多いねっていう人ですね。そういう方って結構敏感肌ですね。

宮地：私はね、敏感肌って言葉はなんていうかな、社会的な面が多くて、敏感なほうが知識人で敏感なほうが先進国で、そういうイメージがあってね。例えばアメリカの実験でも同じ東洋人であってもアメリカに住む東洋人のほうが敏感肌の比率が多いと聞きます。あとは日本人や東洋人は敏感肌が多いとかそういうデータもあるようで自己申告の敏感肌ってあるんですけどね。このあたりはまだファジーな面でしょうかね。

宮田：私たちが感じる敏感肌っていうのはスキンケアを熱心にやっている患者さんほど敏感肌です。だからそういう社会的な概念の面もあって必ずしも本当の皮膚の生理機能とリンクするのかなってことも結構ある気がするんですけどね。

　お金持ってる方は顔を一生懸命洗ってメイクをちゃんと落とさなきゃって真面目にされる方が多くて、それが敏感肌を作っていると思います。

宮地：それが逆に悪い面もありますよね。皮膚の皮脂を落としすぎて乾燥肌になって、敏感になる。これは当然ありますよね。もちろんアトピー性皮膚炎のような角層機能の低下があればそうです。最近、酒皶の新しい治療薬が承認されました。私、20年がかりぐらいで開発したんですけど。メトロニダゾールっていう薬があって、これは1986年にはじめて海外で情報を仕入れてきて使用してみたのですが、海外では承認されたけど日本ではだめだったんですよ。そのあと何故か乳癌の悪臭予防に適用が承認されたんです。それで皮膚科学会から開発の要望書を出してやっと治験が終わって２０２２年に承認がおりたんです。酒皶っていう病気は俗に言う赤ら顔。悩んでいる人は多いんですよ。血管の拡張と潮紅とそれからあとは丘疹、膿疱といろいろまざってますけど、病態の背景は自然免疫の過剰反応だって言われていて、いろんなことが刺激になるんですよ。温度の変化、紫外線など。だから俗に言う敏感肌っていうのは、ひょっとしたらそういった自然免疫も関係してるのかなっていう気もちょっとするんですけど。ちなみにその赤ら顔って主訴で来る人いますか。

宮田：います、はい。

宮地：それは本態はなにが多いですか。

宮田：私たちが見てる赤ら顔は毛細血管拡張型のものが圧倒的に多いんですが、本態まではなかなか行き着かないです。酒皶様皮膚炎とか、私たちもそこまで鑑別がなかなか難しくて、まあステロイド使ってるかどうかぐらいです。

宮地：目に見えて血管が開いてる？

宮田：はい、マイクロスコープで必ず確認をしたり、あと Antera 3D 画像診断装置がきれいに赤いのが出るので、それで赤いとか血管走行を追えたら迷わずダイオードレーザーを打ちます。

宮地：そうですか。その酒皶でも病態に応じて例えば丘疹・膿疱の方だったらメトロニダゾールが効くんですよね。だけどもほてりや紅斑には効かないんですよ。それはもう血管収縮剤しかない。ただ目に見える血管拡張としてはレーザーしかないし、鼻瘤にはアブレーションしかないしね。そういうのを分けているので、先生のところにいかれる人のなかで、丘疹・膿疱の主訴の方は皮膚科に来るので美容皮膚科にはいかないですか。

宮田：まず来ないです。それは病気と多分認識されると思います。

宮地：ありがとうございました。

し　わ

宮地：しわには、日光露出部の深く刻まれたしわ、非露出部にできる表皮と真皮の結合部分の加齢によって起こるような縮緬状のしわの2つがあります。このような自然老化、生理的老化は光老化と区別しますが、美容皮膚科の領域では静止じわと表情じわという言葉がありますが、これはどうリンクしますか。

宮田：静止じわは表情じわからもできることがあります。表情の癖が強いときに光老化等で皮膚の構造の弾力性が欠落してくると笑いグセがとれなくなって、それが残っていくという意味では静止じわになっていくと思います。

宮地：それはいずれも深く刻まれたしわですね。縮緬状のしわについてはどうでしょうか。

宮田：軽い縮緬じわも原因は色々あると思いますが、歳をとると笑った癖がだんだん消えなくなり静止じわになった結果、それが非常に細かいものであれば、これを縮緬じわと称することも多いと思います。

宮地：私たちのいう縮緬じわは、例えば太もものような日光非露出部にできる細かいしわ。あれは自然老化と言っていて、今のところ保湿剤を塗るくらいしかないのですが、それとは違っていまおっしゃったのは目に見える深いしわですね。

宮田：我々の領域では顔面の、例えば目の周りとかも細かければ縮緬じわという表現になってしまいます。

宮地：だからターミノロジーが皮膚科領域とは違っていますね。静止じ

わと動的じわというのは笑いすぎて起こるのはもしかすると表情しわだけども、その軽いものは静止しても起こってるから静止じわですか？

宮田：そうです、たるみというか光老化たるみ等々を起因として何もしないときに残ってるものを静止じわといっています。

宮地：本態は同じなんですか。表情によってもっと深くなってくると表情じわになるけれども、それがもとに戻れば、消えれば表情じわとはいわない。

宮田：笑ったりするときにだけ出るしわも多いです。眉間とかはよくそういうふうにいわれますね。何もないときには出てないです。
　おそらくボトックスを我々はメインで使うのでそういう分け方をしてるんだと思います。

宮地：なるほど、ボトックスが効くタイプかそうでないかと、そういう判断ですね。
　しわについては皮膚科とは違う分類をしていて、光老化で起こるもので表情で戻るか戻らないか。ボトックスの適用を考えて判断すると理解をしました。そうすると、しわの治療としては機器を使用するものと、使用しないものがありますね。機器を使用するものの中でもレーザーが多いと思いますが、要するに小じわ治療まで可能なものと、肌質改善と2つありますが、まず小じわ治療まで可能な機器はどういうコンセプトですか。

宮田：小じわ治療の場合はそもそもその出来上がってしまった真皮内の構造物を一回リセットしてあげないと消えませんので、破壊的な熱作用が生じるものを使います。メインで使うのはフラクショナルレーザーです。

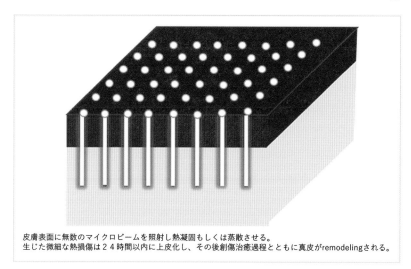

皮膚表面に無数のマイクロビームを照射し熱凝固もしくは蒸散させる。
生じた微細な熱損傷は２４時間以内に上皮化し、その後創傷治癒過程とともに真皮がremodelingされる。

図3　フラクショナルレーザー模式図

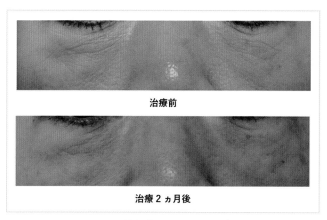

治療前

治療２ヵ月後

CO$_2$ フラクショナルレーザー

宮地：フラクショナルレーザーですか。そうするとそういうものに関して
は見てしわがあったら機器を使うのであればレーザー、特にフラク
ショナルレーザーというのはセオリー通りですか。

宮田：そうです、はい。

宮地：IPL はどうですか。

宮田：IPL とかロングパルス Nd:YAG レーザーとかその辺のものはサーマルダメージが軽い、いわゆる破壊まで至らないので刺激によってコラーゲンが増えたりとか、あとは真皮内の含水量が若干増えたりっていうところまでになりますので、それこそ縮緬じわの治療ですね、いわゆるハリが出る程度です。
　創傷治癒機転のスイッチが入れられないとやはり本当にしわはよくならないです。

宮地：線維芽細胞が新しい細胞外基質（Extracellular Matrix）を作ることによって置き換えるということですね。
　線維芽細胞をやっつけちゃったらだめですよね。

宮田：普通に熱傷と一緒ですので、線維芽細胞はそんなに死なないと思います。

宮地：他にはどんな治療がありますか。ピコレーザーとか RF があるとか。

宮田：はい。ピコレーザーの場合、機序ははっきりわかっていないです。いろんな説があって正しいかどうかはちょっとわからないというところです。ただピコレーザーは熱は出ませんので、機序が LIOB (Laser Induced Optical Breakdown)、ごく短時間の高いピークパワーのレーザーによって表皮内に雪崩式に多数の電子が電離して空胞を作り出すという、ちょっと特殊なコンセプトでやっててそれが正しいかどうかは賛否両論ありますが、そのエネルギーが間接的に真皮内の創傷治癒機転のスイッチを入れるといわれています。

その他ＲＦもフラクショナルＲＦやニードルＲＦなどで強い高周波エネルギーを真皮に生じさせて熱作用を介してしわの改善を得ることができます。

宮地：小じわの治療に関してはほぼ定番の治療が確立していて、だいたいそれを使うということですね。みなさんこの機器をほとんど持っておられるのですか。

宮田：フラクショナルレーザーは持っている先生は多いと思います。レーザーでという条件でかつ患者さんがダウンタイムを受け入れれる場合は、アブレーティブもしくはノンアブレーティブのフラクショナルレーザーを使います。

宮地：ダウンタイムはどんなふうになりますか。

宮田：アブレーティブなCO_2のフラクショナルレーザーでは蒸散します。

宮地：表皮にも影響しますよね。

宮田：はい、そのためドット状の跡が残ります。

宮地：それでも患者さんは満足されるのですか。

宮田：はい。1週間ぐらいは我慢してねと説明しておきます。

宮地：先生はどういうふうに使い分けるんですか。CO_2を使う場合とそうじゃない場合。

宮田：基本的に個人的にはCO_2が大好きなのでCO_2ばかり使っています。

宮地：いろんな機器があるけど、それは好みもあるし、症状の重症度にもよるということですね。コストも違うのですか。

宮田：コストは、機械代ぐらいなのであまり変わらないと思います。

宮地：次に肌質改善についてはどうですか。

宮田：肌質改善とかは結局艶、張り、肌理を改善したいと患者さんがよくおっしゃるので、ツリウム（Ｔm）などの軽いフラクショナルレーザーをそういうときは使います。

宮地：キメを細かくしてくれっていわれて、できるんですか。

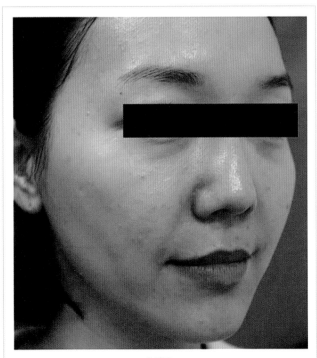

治療前

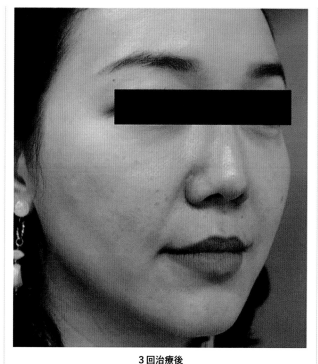

3回治療後

フラクショナルツリウムレーザーによる治療

宮田：私がやるのはターンオーバーを促す。それこそケミカルピーリングと同じでレーザーによって軽いピーリング作用を生じさせてあげるというのが多いです。

　その他、軽い温熱効果を得るような機器治療や肌への導入治療では本当に肌が良くなってるというよりはリンパの流れが良くなっている感じとか、非常にエステティックな曖昧な要素が強いと思います。患者さんも「なんとなく良い」という評価をしてくれることが多いです。

宮地：終わったあとアウトカムは機器診断でわかりますか。

宮田：キメはさっきのアンテラで確認です。あとダーモスコピーでもも

ちろん見ています。

宮地：それはどれぐらい維持されるんですか。

宮田：軽いのでは1か月ぐらい。それが悪い言い方するとビジネスベースとしては患者さんがよく回る治療になります。それを気に入ってずっと続ける方がいらっしゃいます。

宮地：そうすると目に見えるしわをシャッキと治すのとキメとかハリのような肌質改善というちょっと曖昧なものとはいくぶん違って機器も違うんですか。

宮田：光熱作用で破壊するところまでするものと、温熱効果を中心としているものとはちょっと違います。

宮地：それ以外の新しい治療として、たとえばニードリング、それからメソテラピーとか、エレクトロポレーションとか、出てるんですけどこのあたりの先生の評価はどうですか。

宮田：ニードリングは肌に微細な傷をつけて創傷治癒機転を生じさせるという点ではフラクショナルレーザーと同じです。周囲への熱作用はありませんが、レーザーと異なり通常の創傷と同じく出血などがあり、より生理的な創傷治癒に近いと思います。メソセラピーはニードリングと同じく針による作用に加えて薬剤を注入しますので、薬剤による様々な効果もあります。本来のメソセラピーはフランスで開発され、ごく微量の薬剤を皮膚へ注射することによって肌の生理的な機能を改善するという考えですが、最近は薬剤の薬理作用をより積極的に用いたものが多くなってきています。その他にも非架橋のヒアルロン酸を注入することでダイレクトに真皮の含水量を増やすような手法もあります。スタンプ式

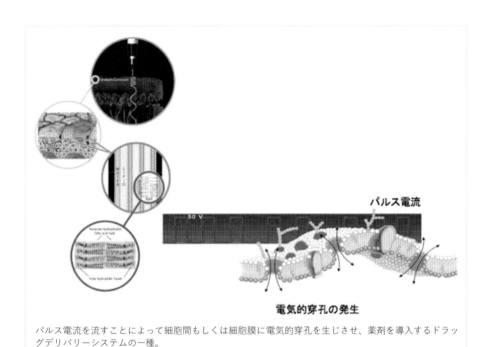

パルス電流を流すことによって細胞間もしくは細胞膜に電気的穿孔を生じさせ、薬剤を導入するドラッグデリバリーシステムの一種。

（セレーネメディカル社提供）

エレクトロポレーションの写真

の複数針を用いた真皮内注入機器による水光注射などが代表的です。

　また、非侵襲的な治療にエレクトロポレーション、電気的穿孔法による薬剤導入があります。先ほどお話した中のなんとなくいいっていうのはエレクトロポレーションでよく聞かれる評価で、非常に患者さんの評判はいいです。

宮地：患者さんはやっぱり効果を実感するんですか。

宮田：エレクトロポレーションは結局導入ですので、主たる保湿成分が肌に入るだけでも直後からふっくらしたりとかハリがでます。非常にわかりやすいと思います。

宮地：次は機器を使わないしわの治療についてお聞きしたいのですが、一番目はやっぱりケミカルピーリングですか。

宮田：ケミカルピーリングは一番ポピュラーだと思いますが、従来のものはちょっとオールドファッションだなというか。位置的にはそうなっています。もう最近はあんまりうちでもいないですね。

宮地：そうですか、一時期は確かにずいぶん流行ったしアメリカでディープケミカルピーリングが流行った頃日本に入ってきていろいろな製品が使われました。でも残ったのはほとんどグリコール酸、一部サリチル酸ぐらいですか。

宮田：サリチル酸とかグリコール酸をうまく使った新製品がいまいっぱい出ていろんな名前がついていて、メーカーで作っています。流行る名前を付けてそれをパッケージングとしてピーリングとして患者さんに看護師が施術するというのが流行りです。

宮地：そういうのは医薬品じゃないから臨床試験とか何も求められない

んですか。

宮田：個人輸入で買っています。

宮地：それは別に厚生労働省的にはなんにも規制がなくて、医師の責任でやればということですか。医薬品とはだいぶ違うわけですね。

宮田：そうですね、機械もいま半分ぐらいまだそうですし、やっぱり未だにそれは変わらないです。

宮地：経産省は機器としての承認をすると思いますが、厚生労働省の承認とは違うと思うんですけど。厚生労働省が治療機器としてきっちり承認しているものも結構あるんですか。

宮田：厚生労働省の承認は最近は多くなりました。
　昔は全部だめで。脱毛もだめだったですけど最近はもうだいぶオーケーです。

宮地：それはなぜそういうふうになったのですか。セルフメディケーションというかあまり医療費で自分の腹が痛まなければ自由にやってね、っていうそういう発想ですかね

宮田：私見ですが、結局保険が使えないしトラブルになったら厚生労働省は責任をとらされるしで厚生労働省は黙っていたみたいですけど、消費者庁ができて消費者からのトラブルが多くなってくると承認をしなきゃいけないみたいに、ちょっと動かされてるみたいです。
　薬機法（医薬品医療機器等法）が変わってPMDAがいま管理しています。
　治験はいまは海外のデータをもとにしてもオッケーになっています。
　ある程度エビデンスのクリアは必要なんですけど、完全な治験はしな

くてもよくなったそうです。

宮地：そうですか。医薬品よりはハードルが低いんですね。

宮田：治験はなくても承認とるのにかなりお金かかるみたいです。
　薬とはレベルが違いますけど台数がそんなに売れるものじゃないので。

宮地：だいたい機器は一台購入するとしたら、どのぐらいするものなん
ですか。

宮田：ピンキリですけど300万から2000万くらいの間です。

宮地：2000万ぐらいのもあるわけですね。それは元を取ると思ったら
結構やらないと。

宮田：大体そういうときは治療費が高いです。

宮地：最近よく皮膚科学会の展示に行きますと、昔は製薬メーカーが多
かったのですが、いまはほとんど半分以上は機器か美容関係になったん
ですよね。アメリカの皮膚科学会に行くと同じようでしたからね、日本
もこうなったなと思うんです。でもああいうところに出てくる会社は一
応ちゃんと臨床試験も一部やって承認をとって自信があるから出てくる
わけです。でもそうでない業者も結構いるんですか。

宮田：未だに韓国製とか特に多いんですけど、まったくデータがないで
す。

宮地：それでも一応医師の責任で承認なしで使ってもいいんですか？

宮田：そうです、はい。

宮地：トラブル起こったらどうなるんですか、医師の責任になるんですか？

宮田：そもそも医師の個人輸入に関しては、医師の自己責任でのみ輸入して使用することと明記されていますが、医師もそういうことをわかってなくて業者さんに文句を言うという悪いパターンなんです。

宮地：ケミカルピーリングの話に戻りますけども、いまはそうするとだいぶ廃れてきたんですね。

宮田：昔日本でやっていたようなピーリングのスタイルは廃れてきて、その商業パッケージとしてのピーリングが流行っています。ニキビに対してよりも肌のキメや質感の改善を目的とする、より美容的な要素が強いと思います。

宮地：商業パッケージというのはクリニックで販売するパッケージですか？

宮田：ピーリングは基剤が決まっていて商品名がついていてそれを塗るだけみたい施術のパッケージが主です。○○ピーリングのようなネーミングがされていて、手法も決まっており、簡単に導入できるようになっています。

宮地：判断する必要はないわけですね。これは市販でも売っていますか？

宮田：市販では売っていないと思います。

宮地：そうするとピーリングは少し下火になってきたけど商業パッケー

ジとしてクリニックで使われている。さて次はトレチノインですね。これは歴史はずいぶんあると思います。数十年前、アメリカから皮膚科の先生が来るといつもその奥さんに聞くと光老化によるしわの治療に使っているとおっしゃっていました。ああ、ずいぶん定着したんだと思ってその当時、私はちょっと驚きでした。それまでは外用薬剤が真皮まで到達して効果を発揮するなんて私は思ってなかったです。はっきり申し上げて。それが実際真皮まで到達してそれで真皮の細胞外基質をリニューアルするんだというエビデンスが出てきて、こんな事もあるのかと思いました。それ以降は外用薬に対するコンセプトを変えました。外用薬は真皮に対しても影響するんじゃないかということを絶えず考えるようになりました。それでいまトレチノイン療法はどんな現況ですか。

宮田：ゼオスキンなど商品パッケージ化されたものもあり、多くの場合トレチノイン以外のものは化粧品のラインとして売っています。それでトレチノインの部分だけがクリニックで処方してお渡ししています。

宮地：やっぱり刺激ありますよね。

宮田：あります。だから8週間くらいはプログラムで組まされるんですけど、8週間くらいガサついて脱落しますよ、落屑がありますという条件で出します。

宮地：みんな患者さんは納得してるわけですね。

宮田：納得しています。もう大流行しています。

宮地：そうですか。それは大事な情報です。皮膚科領域でニキビにディフェリンという薬があるんですけど、その刺激だけで結構患者さんは脱落するんですよね。やっぱりちゃんと説明しておくことが必要ですね。

説明しておくだけでどれだけ脱落率が違うという論文もあります。だから美容の領域を学んでそういう説明を充分しておけば患者さん側は、それを理解すれば脱落しないということですね。

宮田：はい、そう思います。うちでもニキビの人にディフェリンよく出します。ついでに刺激感、発赤や落屑があるというような説明を聞いたことがなかったってほとんどの方に言われます。だから保湿は必須ねって説明するんですけど。

宮地：皮膚科医の説明は足りないですかね？
　私はディフェリンの臨床試験をしたのですが、その時は脱落しなかったんですよ。それは臨床試験ではきっちり説明するからなんですよね。臨床試験のときでも7割ぐらいの方が刺激を訴えましたよね。だから当然、薬剤の注意書きに書いてあるのですが、皮膚科の先生は忙しすぎて、その説明が足りないのかなと思うんですよ。やっぱり皮膚科領域でニキビに対するピーリングが廃れたのは刺激に対する説明不足だったのでしょうか。
　いまはもうディフェリンもBPO（Benzoyl Peroxide）も出ましたので、ピーリング作用がありますから、ケミカルピーリングに頼らなくていいということになりました。最初のケミカルピーリングのガイドラインの一番目の適応はニキビでしたからね。それがもうほぼなくなって、逆にいうと、ディフェリンであっても、しわに対する効果があるんじゃないかと私は思っていたんですけど、公にはないと言われてるんですよね。これについて先生は実感としてはどうですか。

宮田：終わったあとトレチノインはやっぱりツルっとした感じというかハリが出るんですけど、ディフェリンは出ないですね。

宮地：やっぱりじゃあトレチノインとは違うから別に臨床試験やったわけじゃないけども、やっぱりディフェリンはそういう意味で使わない。

宮田：はい。

宮地：そうすると高濃度のものは先生方がクリニックで出すのですか。

宮田：クリニックで自己調合しているものとしては、吉村浩太郎先生のフォーミュラ（東大式）が広がっていて、それをやってる先生もいらっしゃいます。

宮地：自己調合っていうのは薬価は自由につけていいんですか。

宮田：まあそうですね、化粧品みたいに自由に値段つけて売ってます。

宮地：それをもうちょっと洒落た容器に入れたらもっと高く売れそうな気もしますが。

宮田：うちは愛想のない容器で売ってます。

宮地：それは保存剤とかはどうしてるんですか。

宮田：使ってないので基本的に冷蔵庫保存で2〜3か月で使い切るように言ってます

宮地：先生方はしょっちゅう混合しておられるわけですね。
　　じゃあ例の軟膏を作る機械を買っておられるんですか。

宮田：手作業でやっています。あのグリグリと看護師とかが軟膏べらをつかって。

宮地：大学でも混合する機械を買っても薬剤師さんに評判悪くてね。

やってくれなくなりましたからね。そうするとトレチノイン療法はある
意味では日本でも定着したのですか。

宮田：そう思います。さっきのピーリングの話と同じなんですが、メー
カーがパッケージを組んで、マニュアル的なものさえ作ってしまえばド
クターはやっぱり積極的に使うと思います。

宮地：そのほうが楽だし。先生もそれを使っておられるのですか。

宮田：私は基本的にあまりメーカーの推奨のは使わない。天邪鬼なんで。

宮地：それはいわゆる機能性化粧品に入るんですか。医薬部外品の扱い
ですか。

宮田：そもそも化粧品ではなく、個人輸入や試薬などで材料を入手し、
自己調合したものをクリニックで処方しています。

宮地：厚生労働省的にはどういう扱いですか。医薬品としてか。

宮田：形としては未承認薬品になってしまうのではないでしょうか。

宮地：そうすると市販されていないことが強みなんですね。

宮田：そうだと思います。

宮地：なるほど、それも充分に説明して。催奇形性は問題ないんでしょ
うね。

宮田：塗るくらいでは大丈夫ではないかとみんなよく言ってますけどや
や無責任かもしれません。

宮地：しわ治療のもう一つの大きな柱が今度は注入療法になると思うんですけど、これはさっきフィラーの話が出ましたけども、やっぱりいまはこれが主流ですか。

宮田：そうですね、しわたるみにはフィラーが第一です。

宮地：フィラーはスキルが必要でしょう。
　だからいまのトレチノインのパッケージでやるのは誰でもできるけれども、実際そのピーリングとトレチノインとフィラーと比べたら全国で統計はないですけど、どんな比率になっていますか。

宮田：クリニックによって全然ちがうのでちょっとわからないのですが、フィラーを打つ技術のある先生にとってはほとんどがフィラーだと思います。

宮地：それはやっぱり効果を実感するし、目に見えた効果が出ますよね。
　フィラーも結構危険な事例をずいぶん見ましたからね。症例は報告しか知りませんけども。一例どこかでフィラーをされた患者さんの皮膚から白い内容物が出てきてね。ボコボコになった人がいましたね。それは注入する場所が浅かったんですかね。

宮田：いや、まあ浅いっていうのもあるでしょうし、硬い組織に囲まれたところに打ったりすると膨らんだりすることもよくあります。

宮地：そのとき私は経表皮的排除（Transepidermal elimination）かなと思っていたんだけど、部位によっても適切な深さが違うということですね。

宮田：そう思います。ちょっと一概に何とはちょっとわからないです。

宮地：失明したという事例も報告されています。フィラーが血管に入ったら非常に危ないですよね。

宮田：危ないです。

宮地：それは注射してみて一度　注射筒を引いてみるぐらいで大丈夫なんですか。

宮田：一瞬じゃ引けてこないので難しいです。

宮地：そうすると解剖を熟知してわかってる人じゃないとやるべきじゃないですね。

宮田：そう思いますし、そういう人でも問題起こします。

宮地：ガイドラインはあるんですか。

宮田：いや、ガイドラインはないです。明確なものは。レスキューのやり方っていうのは一応、こうなっていこうというのはありますけど、ガイドラインとしてはないです。

宮地：ヒアルロン酸を溶かすヒアルロニダーゼをちゃんと持っているのですか。

宮田：持ってないと多分怖くて何かあったら対応できません。私もヒアルロニダーゼを必ず大量に用意しています。静脈閉塞はすぐにわかりませんが、動脈閉塞は即わかります。
　だから一応用意してあると安心です。実際に動脈内にヒアルロニダーゼを注入することは難しいですが、血管の外に入れても吸収されてると

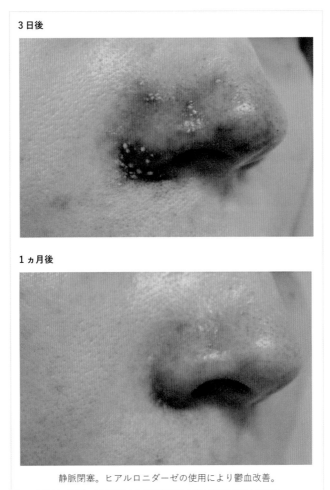

3日後

1ヵ月後

静脈閉塞。ヒアルロニダーゼの使用により鬱血改善。

ヒアルロン酸注入による血行障害

いわれています。ただし、まだ私も動脈閉塞は経験がないのでわからないです。

宮地：重要な動脈に入ったら危ないですよね。今はコラーゲンは使ってないのですか。

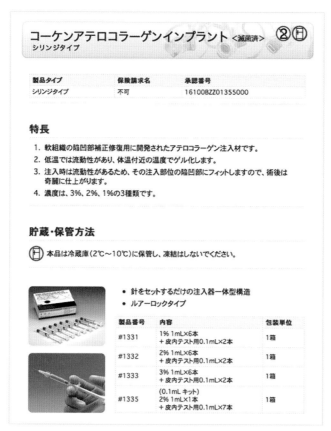

濃度 1 ～ 3%。抗原性を減少させたアテロコラーゲン。

宮田：使っています。

宮地：アレルギーのテストはするんですか。

宮田：私は牛由来のアテロコラーゲンを使っているので、テストはしています。あと人由来型もあるんですが、FDA も何も通ってないものなんでちょっと私は怖くて使ってないです。

宮地：そういう生物由来製剤は未知の微生物があるかもしれないのが怖いから私はどうかと思っています。ヒアルロン酸はそういう意味で合成できていますが、逆にヒアルロン酸があるのにあえてコラーゲンを使う理由は何なんですか。

宮田：真皮内に正確に注入できるのはコラーゲンだけです。ヒアルロン酸は透明なジェルですので真皮内に浅く入れてしまうと灰色に浮き立ってしまいます。

　コラーゲンは数％の溶液ですから、注入液アテロコラーゲン成分のみが残って定着してしまうとほぼ皮膚と一緒の色になります。

　特に目のキワとかは皮膚が薄くて皮下脂肪が少ないのでコラーゲンを使うケースが多いです。

宮地：しわといっても眉間のしわとか、ほうれい線、カラスの足跡とかいろいろあります。でも当然フィラーにも得手不得手があると思いますが、このあたりはどういうふうに棲み分けをしてるんですか。

宮田：注入剤が適用だったりするのは眉間とか額が多いです。

　目尻はボトックスを打つことが多いです。笑う表情によって生じるということがありますので。それ以外の顔の中心部になってくるとヒアルロン酸を使うことが圧倒的に多いですね。

　ほうれい線はほぼヒアルロン酸を使います。

宮地：逆に他の場所であんまり効かないようなしわもあるんですか。

宮田：しわで難しいのは上口唇の縦じわとかですね。おばあさんじわとか梅干しじわというもの。あれは難しいです。

　しわということでいうとほうれい線が多いんですが、これもたるみのほうが重要になってきますが、顔の全体の輪郭を変えることによってほうれい線は浅くなります。ほうれい線にだけ直接入れるのが 10 年ぐら

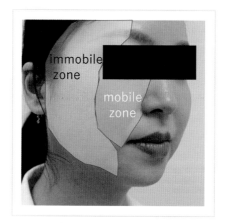

可動性のある部位とない部位

い前までは主流だったんですが、いまは他のところに入れて引き上げて
ほうれい線を浅くするという感じです。

宮地：上半分はボトックスが主流でそれ以外の顔面のものは正中部を中
心にフィラーを使うということですか。

宮田：そうですね、特にしわというのは顔中央の動く可能性のあるゾー
ン mobil zone にできるので、いわゆる O ラインという外輪郭 immobile
zone にはあまりできないですね。顔の中心部の動くところの上にボ
トックスを使ったりフィラーを使ったり、顔の形を動かして持ちあげる
ということでしわを改善していきます。

宮地：それ以外に機器を使う、あるいは場合によっては手術をするとい
うそういうオプションはあるんですか。

宮田：しわに対してはあまりないです。しわそのものだと下眼瞼ぐらい
ですかね。下眼瞼は眼輪筋の弛緩によるしわが多いのでたるみを取って
あげるとしわが改善します。

宮地：たるみとは別にしわがそこに出るんですか。

宮田：そうですね、複合しています。目の周りに細かいしわがいっぱいあるときに眼輪筋を引っ張ってあげるとしわも取れるんですが、多分しわに対する手術というのはそのぐらいしかないと思いますね。上眼瞼のしわ単独治療というのはないですね。

宮地：手術はあまりないということですね。手術はたるみのほうがメインになるということですね

た　る　み

宮地：たるみに関しては機器を使ったものしかないという理解でもいいですか。

宮田：機器とフィラーと糸です。

宮地：フィラーでたるみは治せるんですか。

宮田：今はかなり治せるようになってきました。顔の構造を支える重要なものとしてリティニングリガメント（支持靱帯）があります。リガメントが緩んでる下にフィラーを入れるとリガメントを上に押し上げる作用があって顔の位置が上がります。
　最近はそれをコード分類してわかりやすくというのがアラガン社などが提案している MD コードっていうんですけど、そういう手法ができ

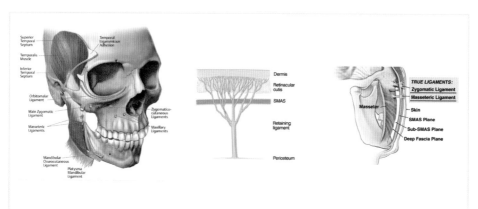

- 靱帯は樹木のような構造。
- 本幹の部分を支えていく。

Lamb, Jerome Paul et al.: 2018 Facial Volumization DOL:10.1055/b-0037-146352

図4　Retaining Ligament

てきたんですね。それで急激にフィラーが流行っています。

　手法としてどういうふうにどこに打てば顔が上がるのかわかってきてるんです。MD コードっていうコード番号を振って C の何番に入れなさいとかそういうふうになってるんですね。

宮地：それを覚えて勉強して、言われた通りやれば一応効果がでる。この効果は手術に比べたらだいぶ落ちるんですかね。

宮田：手術とかに比べたらレベルが違います。

宮地：それである程度長続きする効果があるわけですね？自己満足が結構大事ですからね。自己満足する人にとっては何か月か持続するような効果があると、いうふうに考えてもいいのですね。まあでもそれはたるみの治療としてはマイナーですよね。

宮田：いまはもうそれがだいぶ主流になりつつあるのです。

宮地：それは手術ができない先生がいるからそうなるのですか。

宮田：そうですね。でもやっぱり患者さん側としてもダウンタイムを受け入れられないという方が圧倒的に多いですし。で、ヒアルロン酸でたるみが良くなるっていうのは患者さんもわかっているのです。

宮地：スレッドリフトっていうのはどういうものなんですか。

宮田：スレッドリフトはいろんなタイプがあるんですが、基本的には糸を顔に入れて引き上げるもしくは柱みたいに糸をたくさん入れて脂肪を支えるというやり方です。

宮地：それは外科的なことですよね。

宮田：ほぼ外科ですけど切らない外科と言ってもいいと思います。

宮地：それは中に糸を、溶けるような糸を使ってブラインドでやるんですか。

宮田：ブラインドでやります。皮膚科の先生がいま一生懸命やられています。

宮地：それは特殊な糸ができたわけですね。

宮田：海外、もうほとんど韓国製が多いんですけれども。糸に返しというかギザギザがついてまして、引っ張ると顔が引っかかって上がるという。

宮地：先生はあんまりやられない？　スレッドリフトは。

宮田：スレッドはやっています。

宮地：フィラーを使うこと以外に RF、HIFU、赤外線、近赤外線、このあたりはどんな感じでしょうか。

宮田：すべてどこにダメージ与えるかは別として熱ダメージによってその中に軽い瘢痕を作って引き締めるというものですね。創傷治癒過程と同じなので最初瘢痕が硬いのと同じで焼かれたところが硬くなるので、それで顔が上がります。1年ぐらいでコラーゲンのタイプがまた正常にもどってくるので緩みます。

宮地：そうですか。それもダウンタイムはないわけですね。
　要するに真皮に炎症を起こして瘢痕治癒させる。収縮するから引き上

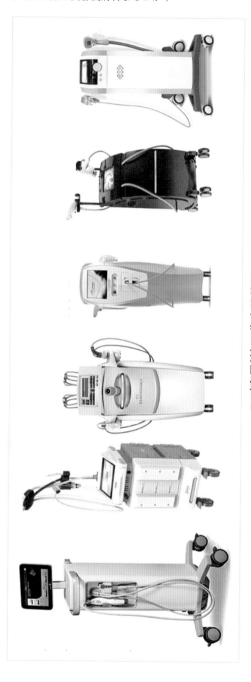

RF（高周波）の代表的機種

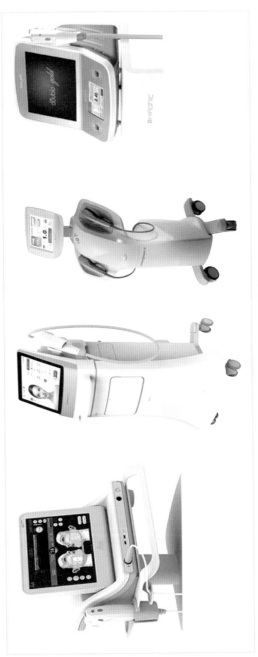

HIFU の代表的機種

げる。そういう理論ですか。それもやっぱり解剖を熟知してないとどの場所にやったらいいかとか深さとか、これもプロトコルとかあるんですか。

宮田：あります。プロトコルもありますし、そこが腕の見せ所なのでそれによって患者さんが効いた効かないというのが出てきます。

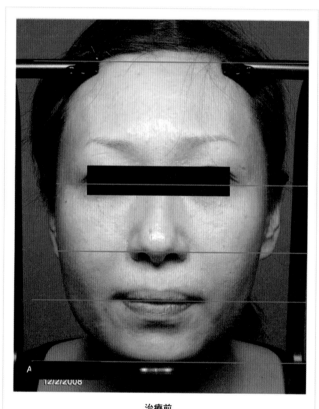

治療前

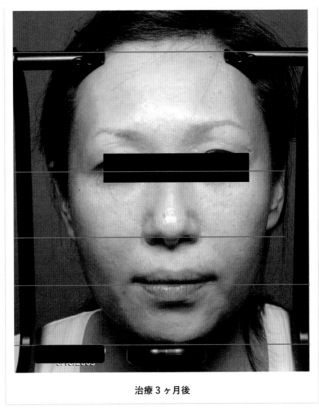

治療 3 ヶ月後

HIFU によるたるみ治療

脱　毛

宮地：美容脱毛、さっきおっしゃったようにレーザーを使うんですけども、その医師がやるのと実際クリニックでも医師じゃない人がやってるかもしれませんけど、エステティックでやるのと、この差別化っていうのはいまどうなっていますか。

宮田：レーザー脱毛ということに関して日本の９割以上のクリニックは看護師がやっています。

宮地：そうですか、それは一応許容されているのですね。

宮田：そこは厚生労働省もオッケーというふうに口頭で言っています。

宮地：そうですか、クリニックがやる限りはいいと。でもエステティックでやると捕まった人いますよね。

宮田：エステティックはちょっと難しい問題があるんですが、結局レーザー脱毛っていうのは組織を恒久的に破壊して生えなくするので、完全に破壊してしまうと医療行為になるそうです。

宮地：じゃあ弱くなら良いということですか。
　でもそれじゃまた生えちゃう。永久脱毛にならないですね。

宮田：そうなんです、だから永久と謳ってはいけないようなんですが。
　あの化粧品のたぶん表記の仕方と一緒だと思います。

宮地：そういう世界ですか。30年ぐらい前、小林敏夫先生が毛の根元だけを焼くことができる絶縁針を発明して医学脱毛をはじめましたが、

それはもうレーザーにとって代わられて吹っ飛んじゃった技術ですか。

宮田：そうですね、もうほとんど。まあされてる先生もいらっしゃいますけど、レーザー脱毛よりも優れてると思います、結果に関しては。
　レーザー脱毛はゼロにはできないです。

宮地：レーザーの標的はメラニンですか。

宮田：ロックス・アンダーソンのグループが拡大選択的光熱融解理論、ボリュームがあるものに対してどのように熱は広がるかっていう理論を作って、いわゆる熱のターゲットは毛なんですが、熱の影響を受けるのは毛じゃないんですよ。毛根が受けて広がっていく。

宮地：だけど逆に白髪にも効くんですか。

宮田：白髪には効かないです。
　ターゲットはメラニンです。で、破壊する対象物が毛乳頭であり、ステムセルであり。

宮地：それが破壊されるから永久脱毛になるってことですね。

宮田：そうですね、まあ完全に細胞が壊されるからですね。産毛と白髪が効かないです。

宮地：よくヒゲなんかでも白髪の人いるじゃないですか。そうするとそこだけはできないということですね。

宮田：白髪だけが残ります。だからあんまり年取ってからやらないほうが良いよって言ってます。

宮地：最近、アンチエイジングで外陰部の陰毛の脱毛がけっこう増えていると聞きましたけど。

宮田：すっごい増えています。

宮地：それはやっぱり将来の介護を考えてですか。

宮田：はい、そうおっしゃる方が多いです。

宮地：介護のとき陰毛がないほうが清潔だし良いんですね。
　将来介護を受けるときのために脱毛しておきたいと。

宮田：そういうふうにおっしゃる中高年がそうです。
　若い人の脱毛も VIO は多くなっています。

宮地：ああそうですか。陰毛っていうのは欧米では結構スタイルがあって、一本にするとか細くするとかあるじゃないですか。そういう日本はまだなかなかそこまではいかないかなと思ったんですけど。

宮田：だいぶ近づいていると思います。

宮地：そうですか。脇毛もそうですか。

宮田：脇はほぼほぼ若い方はやるんじゃないですかね。

宮地：毛根だけやっても、アポクリン腺を取らないとワキガは治らないですね。稲葉先生っていう先生がアポクリン腺ごと取らなきゃだめだという話をしてました。それは今も事実なんですね。

宮田：事実です。いまもそういう機器もいっぱいあります。

外科で取ったり、いま機器で切らなくても壊せるんです。

皮膚の表面を強烈に冷却してマイクロ波を当てて加熱して、アポクリン腺とかエクリン腺を焼いて壊します。

宮地：そのほうがかなり安全ですね。昔は手術で神経傷つけたりしてトラブル多かったですね。

宮田：それも実は、機器でも神経損傷が問題になっています。

宮地：男性型脱毛に対する自家植毛は唯一エビデンスがありますか。
人工植毛はだめですよね。

宮田：今は問題がいっぱいあって結局だめですよね。
時々そういう新しい技術が出てくるんです。チタンの毛だとか、バラバラ出てきます。

宮地：自家植毛ってものすごい作業でしょう、田植えみたいな。

宮田：そうですね、ほんと田植えです。

宮地：後頭部の毛の残る部分と頭頂部はホルモンの受容体が違うんですか。毛の残っている部分を頭のてっぺんに植えたら、それは受容体が相応にあるからちゃんと生えますよっていうことですか。

宮田：違うと言われています。後頭部の毛を植毛すると、そのあとは男性ホルモンの影響を受けても脱毛にならないそうです。

宮地：あれは未だに切り出して短冊のように切って田植えをする？

宮田：機械で一本一本抜いていくやり方があります。

宮地：抜くということは毛を抜くだけじゃだめですよね。

宮田：ハンチで抜くような感じで皮膚ごと。

宮地：機械で抜く。もう短冊に切る必要はなくなったのですか。

宮田：未だに短冊型も多いんですけど、ロボットを使って取っていくやつがあります。

宮地：じゃあ結構進歩したんですね。それは認められた治療ですか。

宮田：一般的に認められています。

宮地：そうですか。皮膚科では男性型脱毛で内服薬が出ました。これとの差別化はどうですか。

宮田：今は結局 AGA クリニックが圧倒的に幅を利かしてますよね。

宮地：儲かるらしいね AGA って。

宮田：すっごい儲かるみたいです。
　やっぱり悩んでる方も多いですし、あとバイトのドクターがいっぱいいるんです。

宮地：それはでも要するに薬の売上だけでしょ。自費診療ですか。

宮田：全部自費です。

宮地：価格を高く設定するわけですか。

宮田：今は高いと患者さんが来ないらしいです。

宮地：そうするとどうやって儲かるのですか。

宮田：私もその仕組を知りたくて仕方がないです。

宮地：そういうことを知ってる形成外科の先生がもう1か所クリニックを作ってうまいアルバイトやってるんですよ。だけど初診料ぐらいじゃ儲からないし、薬価差益では儲からない、競争でしょ。そうするとどうやって儲けるのかなと思って、一度聞いてみたいんですが。

宮田：メインの薬以外もいろいろされてると聞きます。

宮地：でもね、毛だけのクリニックって結構ありますよ。AGA。

宮田：内服だけじゃないみたいです。内服も特にミノキシジルも出したりとかいろいろするみたいです。

宮地：ミノキシジルもやっぱり市販品ですよね。内服も市販されましたか。

宮田：承認品として市販されてないんです。それを出すことで儲けてるって聞いたことがあります。

宮地：処方が必要ですけどこれは自由診療ですからね。薬価の競争になりますよね。あとかつらはどうですか。

宮田：いやそれは私も全然わからないです。

宮地：かつらはどういう人が使うのかわかりませんけども美容皮膚とはちょっと違うのかな。がんの副作用なんかだとやっぱりかつらを私らは勧めますけど、美容になると違うんでしょうね。
　それでは、それ以外の細かいことをいくつかお聞きします。くすみの本態はなんですか、血流の停滞？

宮田：くすみという概念がわからない。

宮地：でも徹夜したら目の下にくすみが出るという人がいますが、あれはくまですか。

宮田：目の下はくまと言われる人が多いですね。くすみというと赤くすみ、黄ぐすみ、茶ぐすみってよく言いますけど、赤色がいわゆる赤ら顔のちょっと手前とか、あとはコスリすぎのくすみとかありますし、あと黄ぐすみというのもありますね。あのフェイスラインのあたりちょっと黄色っぽくなって色が変わってる方がいらっしゃいます。

宮地：顔面毛包性紅斑黒皮症という病気があって、もみあげみたいになる人がいる。それが黄色っぽくなる人がいます。治療法ありますか。

宮田：いやその辺になると原因が私もわからなくて、いまひとつこれというのはないです。
　結局スキンケアを一生懸命やって肌を丈夫にしましょうというやり方です。

宮地：こすりすぎやめましょうとかね。くまはどうですか。

宮田：くまはいろんなパターンがありますので、色素沈着もありますし皮膚の薄さで眼輪筋が透見してるものもありますし、たるみもありますのでそれに応じていろんなことをします。

宮地：私のこの目の下たるみ。これはもう外科的にとりますか。

宮田：外科的に取るのが一番いいですが、脂肪を抜くだけだと、年を取ってから抜くとシワシワになってしまいます。ハムラ法といって、脂肪の位置を移動させる手術があります。
　完全な外科です。それ以外だと私は眼瞼結膜からレーザーを当てます。

宮地：裏から。表じゃなぜだめなんですか。

宮田：表には皮膚と眼輪筋という強烈なブロックするものがあるので。エネルギーが伝わらないです。

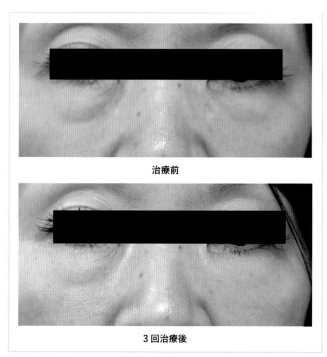

治療前

3回治療後

Er:YAG レーザーの経結膜照射

宮地：粘膜からやるのは可能なんですか。

宮田：粘膜から打つと粘膜のすぐ下にもう眼窩脂肪があるので、それで角膜を縮めることができます。

宮地：怖そうですけど。逆に言うと粘膜からのアプローチというのは例えば口のなかとかあるんですか。

宮田：やっています。

宮地：鼻の穴とか耳とか外陰部とか可能なんですか。

宮田：外陰部、膣に、もともと膣から始まっています。

宮地：そうなんですか。

宮田：子宮脱を防いだりとか女性機能としての膣を更年期以降で回復させたり、粘液分泌とかを回復させたりが始まって、その次に泌尿器科で尿道の緩みを治すのが入って、それから顔に応用されてきています。

宮地：そういう泌尿器科領域とか婦人科領域もやっぱり美容領域の人がだんだん増えてるんですか。

宮田：増えてます。今フェムゾーン美容といって、この間も山田秀和先生がおっしゃってましたけどすごい増えています。

宮地：それはやっぱり泌尿器科なり婦人科の先生がやられる？

宮田：そうですね、ほとんどの方がそうです。

宮地：皮膚科医が参入できないところですね。

宮田：でも結構女性の皮膚科医、膣はやってます。

宮地：ああそうですか。他に口のなかからやるアプローチはないですか。

宮田：口の中だとホウレイ線の改善のために打っています。
　口の中から鼻の際まで粘膜がありますので。レーザー照射によって粘膜が縮むとほうれい線を押し上げられます。

宮地：なるほど、昔花粉症にレーザーで鼻の中を焼いていましたね。

宮田：CO_2 レーザーですね。それはいまでも耳鼻科で実施していると思います。

多汗症と腋臭症

宮地：次に多汗症と腋臭症ですが、多汗症はいま新薬がだいぶ出ましたけども、美容皮膚科的に何か新しい点はありますか。

宮田：さきほどちらっと話がありましたけど、マイクロ波でミラドライという承認がとれている機械があって、多汗症にマイクロ波を当てて汗腺を壊すという治療があります。

宮地：それは理に適った治療ですね。汗腺の場所にやるんですから。それは外用薬、内服薬に比べて効果はだいぶ強いんでしょうか。

宮田：まあほどほどな効果です。

宮地：汗が出ないことによっての副作用はないですか。例えば手に持ったものが滑るとか。

宮田：結局、代償性発汗が大きいと思います。

宮地：以前胸部外科で胸腔鏡下胸部交感神経節切除術をやったことがあってすごく効いたんですよ。ところが、しばらくすると他の場所から代償性発汗が出てきてね。胸部外科と相談してもうやめようとなってやめたんです。腋臭症は機器が出てきた？

宮田：腋臭は基本的に同じで、マイクロ波による治療なんですけど、多汗症・腋臭症の治療です。

宮地：そうするとほとんど外科的なことから離れてきた。

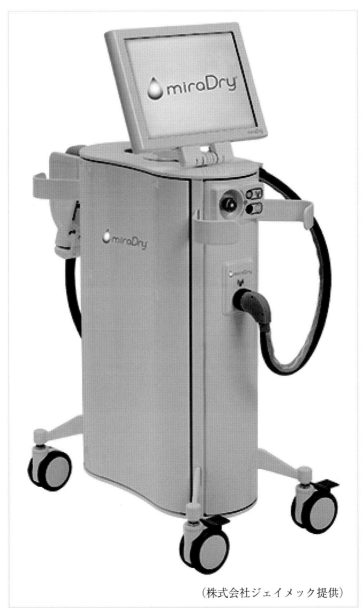

（株式会社ジェイメック提供）

ミラドライシステム

宮田：でもやっぱり外科的なほうが断然と効果が出るので、どうなんですかね。だいぶそちらがブームにはなってると思いますけど、今後どうなるかはわからないです。

宮地：ただ外科はちょっといろんな副作用が怖いですね。

部分痩身

宮地：部分痩身についてはいかがですか。

宮田：部分痩身が最近の美容皮膚科分野では急激に伸びている分野だと思います。まあ凍らせるものが大きなシェアを占めています。

宮地：凍結？理論としては脂肪細胞を破壊するんですか。

宮田：そうです。脂肪細胞内の脂肪滴を結晶化します。そうすると脂肪細胞は壊死までに陥らずに、徐々に細胞死に陥ると言われています。まあ壊死というかアポトーシスみたいになると言われています。

宮地：そうなんですか。それも表皮や真皮に影響はなく直接脂肪細胞だけですか。

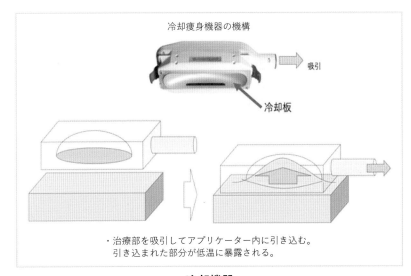

冷却機器

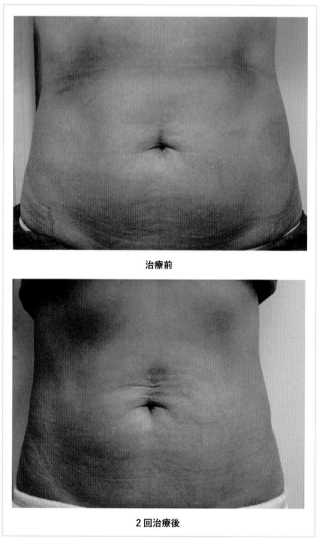

治療前

2 回治療後

冷却による部分痩身

宮田：そうです、水と脂の凍結温度が違うので。

宮地：なるほどね。それは理論的に正しくてかなり普及しつつあるとい

うことですか。

宮田：もう日本でも相当数の機械が入っていると思います。皮下脂肪だけです。その他にもレーザーや高周波、超音波、マイクロ波による治療機器が登場していて、今後大きく発展する分野であると思います。

ピアッシング

宮地：ピアッシングはどうですかね。先生はやられますか。

宮田：ピアッシングは患者さんの依頼があればやっています。多分月に5,6件ぐらいだと思います。ピアッサーがあるので場所を決めたらパチっとはめるだけです。

宮地：普通の人はみんな自分で針でやってるんですか。

宮田：いや、たまに聞くとやっぱりやってる方もいますけど、いまはピアスの道具が結構売られてるので、自分でやっている人もそれなりにいると思います。

宮地：自分でやってもいいんですか。

宮田：いや、あんまり良くないでしょうけどお店で売ってるみたいです。　大抵はピアス専門の皮膚科さんみたいなのがあって、渋谷とか若者の街にありますね。

宮地：穴開けたあとそこにいきなり金属と接触するとまたアレルギーになったりするから。それが起こると大変ですからね。

宮田：アレルギーも結構多いです。

プラセンタ

宮地：最後にプラセンタですけどもあれはどうですか。私は治療としては抵抗があるんですが。

宮田：昔からあるものなので安全性は経験的に大丈夫と言われていますが、献血ができないとかいろいろ問題があって私はやってないです。

宮地：効果があるんでしょうか。

宮田：臨床的な評価は高いですし、研究もされています。ただ、やっている方はみなさん体調がいいと言いますけど、逆にやめられなくなるという負の面はあります。

宮地：熱心なお医者さんもいますね。今までAIDSにしても牛海綿状脳症（BSE）にしてもこれまで未知の微生物が途中から出てきたわけでしょ。生物由来製剤を使うというのはやっぱり将来ちょっと怖いですね。

宮田：人類がどんどん変わってくるとウイルスも変わってくるんでいまは大丈夫でも将来はだめになるかもしれないですね。それを言い出すとこの手のものはすべて怖くなってしまうので、難しいところだとは思います。

再生医療

宮地：次に再生医療というコンセプトでお願いします。

宮田：最近の流行りでもあるんですが、PRP（多血小板血漿療法）は今第三種（再生医療の分類の一つ。もともと細胞がもっている機能を利用し、大きな操作を加えないため、大きなリスクは想定されないもの）で再生医療法の認可も受けてますし、私自身も使っていて結果も出ています。それこそ縮緬皺っていう、皮膚をよくみたらシワシワシワっとなっているところに使います。

宮地：それは自分の血小板を取り出すんですか。
　そういう機械があるんですか。

宮田：専用のキット、試験管が売られていて、遠心分離機にかけて血小板が貯まるようになってるので、それだけを抽出して注射します。

宮地：先生は持っておられるわけですか。

宮田：はい、持っています。

宮地：清潔に採血して分離するわけですね。

宮田：はい。そして、これらの操作は再生医療法に基づいて実施しなければなりません。定められた事項が幾つもあります。満たすように設備を整えて国に第三種再生医療の申請をして許可をもらっています。

宮地：それは予約をして手術日みたいなのを設定してやるわけですね。

宮田：来てくだされば採血して遠心分離機で出来上がるまで30分ほどです。

宮地：ああそうなんですか。アンチエイジングの方のお話を聞くと単に皮膚だけじゃなくて見た目とか、いろんな栄養とか運動とか睡眠とかいろんなことがあって全体的なものになってきたようですが、アンチエイジングは美容皮膚科とはちょっと違う、オーバーラップしますか。

宮田：違う世界だけど知っておかなくてはいけないというところで、それに臨床上、手をだすかどうかっていうのはそのドクターのスタンス次第かなと思います。

宮地：そうするとその中に栄養の問題とか腸内細菌とか、いろんな問題があってだから純粋な美容皮膚科とはちょっと異なる面があるということですか。

宮田：純粋に違うんですが、ほとんどの皮膚科の先生方はビジネスも兼ねてアンチエイジングをやる以上はそこに手を出さなければいけないみたいになってると思います。

宮地：そうなんですか。なかなかそのガイドラインとかまだ出てきてないですよね。

宮田：そうですね、はい。

宮地：そこでそのアンチエイジングのケアを更にお聞きしたいんですけども。再生医療のPRP以外の治療がありますが、このあたりはどうですか。

宮田：私自身は線維芽細胞移植をやっています。

宮地：これは自分の細胞ですか。

宮田：そうです、耳の裏から皮膚を取って培養して線維芽細胞を増殖しています。

宮地：またそれを戻す？それは戻すことによって増やして戻すから良いのか、細胞機能自体の加齢による変化は戻りませんよね。

宮田：戻らないと思います。線維芽細胞を入れたからといって機能が止まっている G0 期からコラーゲンを作るようになるかというと、それ自体もいろいろと議論が分かれてますけども、実際打つと肌の艶とかはちょっと良くなるのでいまやっています。

宮地：培養するんだったらだいぶ時間がかかるんじゃないですか。

宮田：そうですね、やっぱりひと月くらいは諸々かかります。ただ 1 回採取して培養すると凍結保存できますので、10 年前の細胞を使うと患者さんの受けは良いんですよ。

宮地：なるほど、でもそれは大変な作業量ですよね。培養機器も全部あるんですか。

宮田：会社があります。渡すと培養してくれて凍結してくれてその都度必要な分の細胞をくれます。
　皮膚をとってその会社にぽっと送っちゃうんですね。そうすると向こうで全部やってくれます。

宮地：ある意味ではスキンバンクみたいなもんですね。
　将来的には iPS 細胞が応用可能になればそれは簡単になるかもしれま

せんね。

宮田：そうですね、だから変わってくるんじゃないかと思います。
　その他にもいろいろ再生医療分野では新しいものがあって、エクソソームは話題ではあるんですけども将来まだわからないよっていうところですかね。

宮地：キレーション、高濃度ビタミンC、このあたりはどうですか。

宮田：私は完全な専門外っていうしかないんですけども。

宮地：高濃度ビタミンCも私は普通に考えるとアスコルビン酸ラジカルを産生すると思うんですよ。高濃度だとリスキーな感じがします。もちろん栄養学的な効果と薬理学的な効果は違うので、栄養学的なレベルは問題ないと思うのですが、それを超えた高濃度になるとラジカルができてリスキーな気がしますが、その辺は議論はないんですか。

宮田：いやでも私もその話を聞いたことがあって、あの一般の外科とかの私の同期に聞くとあんなのは犯罪だって言っています。ちょっと過激な言い方ですが。

宮地：犯罪だって。まあビタミンEとCと両方使うのはある程度理論というかデータが出てますけども、Cだけを高濃度にやるのっていうのはちょっとリスキーだと思うんですけどやってる人はいるわけですね。

宮田：熱心に研究されている医師もいますし、私自身はそんなに怪しいものではないと思います。幹細胞点滴などに比べればまだ安全面では問題は少ないのではないでしょうか。

宮地：そうですか、なるほどね。もうひとつフェムケア。介護脱毛がで

ましたがフェムゾーンのケアっていうのは婦人科領域では結構進んでいるんですか。

宮田：だいぶ認知されるようになりつつあるみたいで学会でもそういう機械が。特にアメリカでは特にフェムゾーンとか膣の中に入れてという機械は何種類も出てて使われています。ただ FDA で一回なんか勧告が出て危ないとか言われたみたいですけど。

宮地：それは子宮脱とかから始まった治療ですか。

宮田：もともとそうですね。あと女性機能が回復するので。あの膣の湿潤さが。焼くと血流が粘膜血行が良くなってそれで粘膜分泌が良くなるらしいです。

宮地：分泌がよくなるんですか。

宮地：そうなると泌尿器科領域は何ができたとなんとおっしゃったかな。

宮田：尿失禁とかで。腹圧性尿失禁とかですか。

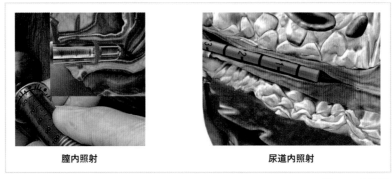

膣内照射　　　　　　　　　　尿道内照射

（Fotoma 社提供）

婦人科・泌尿器科領域でのレーザー粘膜照射

宮地：結構それは問題みたいですね。公衆衛生のデータを見ると、転倒骨折の背景リスクの中では過活動膀胱が結構重要らしいです。だから尿失禁というのはそういう意味でも治療の標的になるのかもしれません。

宮田：実はもう機械があります。

宮地：あ、そうですか。先ほどの過活動膀胱の患者さんは高齢者では800万人くらいおられるようですが、その診断と治療を受けている人はかなり少ないようです。このように治療があるのに行われていない状況をエビデンス・プラクティスギャップって公衆衛生では言うんです。承認された治療があるのに認可があるのに使われていないギャップを埋めるのは金をかけずに効果を上げる方法なんですよね。その意味で過活動

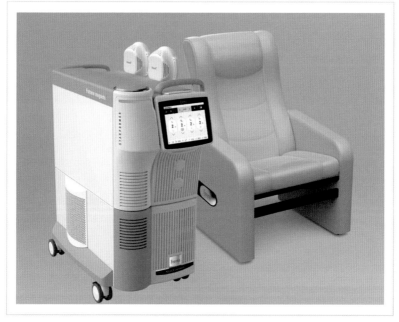

磁気筋刺激装置

膀胱はそのターゲットなんですよ。だから患者さんは結構おられるみたいですね。あとは女性の失禁はちょっと違う。くしゃみしても出るとか。

宮田：腹圧性もあります。

宮地：それもあんまりいい治療はなかったんですかね。

宮田：レーザーで尿道内を焼く機器もあります。うちが使ってるのは外から磁気を使って引き締めるという磁気筋刺激装置です。

宮地：先生もやっておられるんですか。

宮田：やっています。もともと筋肉を鍛えるほうで使ってるんですけど、EMS（Electrical Muscle Stimulation：電気刺激を与えることで筋肉を動かす機械）みたいなやつで磁場を通して電磁誘導で電場を発生させて筋収縮を起こし、尿道括約筋とか骨盤底筋を鍛えるという機器があります。

宮地：先生もいろいろ広くやって大変ですね。

宮田：美容医療はそこまでやらないといけないです。

宮地：フェムケアとしては男性も女性もあると思うけど、婦人科、泌尿器科以外のことではプライベートゾーンのことで何かありますか。陰毛のことはさきほど出ましたが。

宮田：美容クリニックは陰毛の脱毛が圧倒的に多いと思います。

宮地：それはビキニラインを脱毛するとか、そういうことですか。

宮田：最近はほんとに先ほどの介護の話が中心になってきます。うちは
過半数が中高年です。

宮地：えぇ！それは、みなさん、病識を持って来るんですか。

宮田：いやなんか流行ってるからってやる方が多いですね。
　うちの患者さんでいろんな治療をしている方が相談されることが多い
ですね。それだけやりたい、ではないです。

美容皮膚科医から見た展望

宮地：さて、対談の最後は美容皮膚科医から見た展望ということでまとめたいと思います。

　先生のスタンスからみて今後の美容皮膚科はどう展開され、あるいはどうあるべきか。その動向に対して美容皮膚科医としてはどのように対応すべきかと、そのあたりを最後にお聞きしたいんです。

宮田：一番肝心なのは美容という言葉が付くだけでビジネスの香りがすごく強くなってしまうので、いわゆるエビデンスベースでやってる学術的な先生方はこれを嫌うことが多いのですが、それは正しくないと思っています。ビジネスだけに走るのもちょっと正しくないので、その2つをうまく融合して患者さんのための医療をしなければなりません。今後、教育面もそうですがまったく興味がない、ビジネスばかりやってる先生方をいかに学術的なフィールドに引き込んでいって、教育していったり、一緒に勉強していくかが、これからの我々の業界の鍵であると思います。発展させることとしては、美容医療というのは人間の本能として不老不死願望がありますので必ずまだ需要が大きくなっていきます。産業としてもいろんな統計上も予測は20％ぐらい毎年増えていくといわれてますので、その波に乗り遅れないように新しいものをエビデンスを確認しながら手を出していく。いわゆるチャレンジの精神をもってやっていかなければならないし、それをうまく進めていけば美容医療は非常に大きなアカデミックな分野にもなると思います。

宮地：最初にいわれた形成外科医のなかでも皮膚科医もそうですけども古典的なオーソドックスな主流を墨守してビジネスとか「そんなくだらん」とかそういう人もいたわけです。そういう人はそれなりの理論とスキルをすでに持ってるわけですから。一方でビジネスがらみもいいでしょう。それが融合することによってビジネスともう少しアカデミズム

を理解してもらって、かつての主流だった人もそこに患者さんのニーズがあるわけですから要は二つの潮流が合流してやることが大事だと。それがひとつの結論ですね。

宮田：そうです。

宮地：2つ目は今後ますます高齢社会になってきますが、美容皮膚科のニーズは当然増えると思います。ただ、機器の開発はそろそろピークですか？

宮田：適用は出尽くしました。

宮地：これ以上の発展はなさそうですか。

宮田：全く新しい発想は今のところないと思いますが、必ず何か出てこないとビジネスが成り立たないので絶対出てくると思います。

宮地　次にあっと驚くような iPS のようなですね、全く違うようなことが出てくればまたそこがブレイクスルーになる可能性はあるけれども、いまのところはよくわからない、ただ、革命的なものもない。

宮田：ただそれは、私たちがノーベル賞を取れるような夢みたいなものを求めてるからだと思います。そうでなければ産業としては絶対に伸びていくのでゆっくりゆっくり大きくなっていくだろうと思います。

宮地：いまの我々が手にしているデバイスだけであっても使い方とプロトコルとかプログラム。それがはっきりしてくればもっともっと成熟してきますよね。だからいつも新しいものがボッとでなくても従来のものをきっちり安全に使って成果をあげる。これは私は充分できるのだと思います。

　最後にその美容皮膚科の患者さんに対してメッセージ、どういう医師を選んでね、どういうことまで理解してやるのがリーズナブルであなたのためになりますよ、というようなメッセージをお願いします。

宮田：難しいところなんですけど、「医者の言うことをなんでも信じないでね」と私は言いたいです。

宮地：見極める方便はありますか。

宮田：アカデミックな先生だけが優れてるわけでも、私は正直言ってないと思います。そうでない先生方も結局来てくれる患者さんにそれなりの結果を出してらっしゃいます。それは一般の医療と一緒だと思うんですが、口コミであったりだとか、友達の評価であったりとか。それのいい先生は当然それだけのスキルを持ってらっしゃいます。SNSだとかインターネットがいま流行して情報はいくらでも取れますので、それに強い先生に振り回されないようにしないと、患者さんは結局自分のベネフィットにならないだろうと思います。

宮地：あの患者さんの評価がいい人とSNSなんかに出てくる人なんかはかなりギャップがありますか。それは患者さんを介してSNSで広げてるから？

宮田：それも大きいと思います。

宮地：そうですか。でも、口コミでいろいろお金を払ってる人もいるらしいけど、何千の口コミになったらそうはいかないから、いい口コミのある人はある程度スキルを持っていると考えて間違いないですかね。

宮田：そう思います。もう街の開業医と同じだと私は信じてるんで、人の評価というのは口コミがすべてだと思います。

宮地：ただ開業医の先生でもやっぱり非常に患者受けが良くて愛想が良くて「人たらし」みたいな人もいるから、腕が悪くても患者さんはつきますよね。美容皮膚科は完璧なスキルが求められますので、そこを見極める方法が必要かなと私は思います。

宮田：美容皮膚科は口では騙せないと思います。結果が見えるので。

宮地：なるほどね。それいい言葉ですね。口では騙せないと。でも患者さんにとっては、これからやることをだからわからないですよね。かつての症例のデータを見せてもらってこんなですよ、と。でもフェイスブックなんかでもビフォー・アフターでこんなふうになったと出している人がいるじゃないですか。写真ではいかようにもできちゃうので患者さんの評価が一番大切なんじゃないですかね。

宮田：そうですね。患者さん自身が行って良かったっていうところからまた広がっていくのが一番正しいのではないでしょうか。

宮地：そうですね。皮膚科領域ですと皮膚科専門医を持ってる人が二階建てで美容皮膚科の専門医をとれるわけですね。そうするとやっぱり冒頭に言ったように、いろんなトラブルがあったときにかぶれたとか色素沈着が起こったときに、いろんな皮膚の病気を知ってるほうが鑑別できて良いと思うんですよ。そうすると例えば先生の領域でも形成外科専門医がありますよね。これは手術が一定できる人しか持ってないと思うので形成外科専門医を持っているのが一つの目安ではないかと。美容外科専門医ってありますか。

宮田：あります。

宮地：それはちゃんと認定された。それは形成外科専門医を持ってなく

てもなれる？

宮田：うちの JSAPS の方はなれないです。

宮地：日本美容外科学会というのは同じ名前で二つあるのでよくわからないんだけど。

宮田：JSAPS は形成外科系の学会の方です。
　JSAS という開業医系の方はなれます誰でも。

宮地：そうすると形成外科の専門医を持ちなおかつ形成外科系の美容外科専門医を持ってれば一定のレベルは達していると考えても間違いはないですか。

宮田：美容皮膚科っていうことに関しては全く違います。

宮地：美容皮膚科専門医は私が日本皮膚科学会理事のときに作ったのですが、資格や審査が厳しすぎてなかなか増えないんですよ。美容外科専門医はそうじゃないんですか。

宮田：美容外科は外科のスキルなのでレーザーとかまったく関係ないです。だから今回の話になってくるといらないです。私も持ってないです

宮地：美容皮膚科専門医（正確には「美容皮膚科・レーザー指導専門医」）は皮膚科専門医を持ってなければならないので、まだ100人もいないんじゃないですかね。ちょっと厳しくやりすぎたんですけど。本当はだから美容皮膚科学会なんかを中心にこういうようなまともな美容皮膚科専門医の集まりにするというような考えで専門医があってもいい気がしますね。そういうものがあると患者さんの判断材料になるかなという気もするんですけどね。

宮田：あの美容医療協会はそういう目的で作られた経緯があるんです。

　患者さんが何か問題起こった場合には今我々の業界として受け皿として、美容医療協会があります。そこに電話をしたり、いまはメールになったんです。そういうところが受けてくれます。で、然るべき施設を紹介してくれます。それ以外には外科的なトラブルは日本医大さんなどがやってますけど、美容外科後遺症外来というのをやってます。わりと有名なところです。あと消費者庁はそういう美容医療に対して厳しい目をもって見てますので消費者庁のホットラインに電話をすればある程度のことはしてくれるというふうにはなっています

　美容医療協会はもともと美容外科学会を中心として厚生労働省がベースになって立ち上げた協会です。ですからそういうトラブルごとの相談にのったりとか、正しい施設さんを認定したりといったことをやってます。

宮地：わりとニュートラルなと言うか患者さんの立場に立ったという考えでもいいんですね。

対談を終えて

宮地：今回、美容皮膚科を精力的に実践されている宮田先生に、美容皮膚科の本音の部分を根掘り葉掘りお伺いしました。私もこれまで、自分では美容皮膚科をしていませんが、美容皮膚科のあるべき姿を志向して随分たくさんの美容皮膚科関係の本を編集刊行してきました。ただそういう教科書はどうしても杓子定規に美容皮膚科を大上段から論じることになってしまいがちです。そこで、是非一度、美容皮膚科の最前線でご活躍の先生に思い切り素朴な疑問をぶつけて美容皮膚科の問題点や今後の展望を浮き彫りにしたいとかねがね考えてきました。

　今回、宮田先生というとても常識的でニュートラルな美容皮膚科の実践的大家をお迎えして思う存分お聞きすることができました。今回の内容は、美容皮膚科関係者だけでなく美容皮膚科の施術を考えておられる多くの患者さんにとってもとても有用な情報になると思います。読みやすくまとめましたので是非一度ごろりと横になってご一読いただければ美容皮膚科の現況が手に取るようにわかると思います。私も大変勉強になり、心のモヤモヤや疑問が氷解してとてもさわやかな気分です。

　宮田先生にはご多忙の中、何時間も費やしてこの対談にご出席いただきありがとうございました。

宮田：私は形成外科医でノンサージカルな美容医療を専門としています。昨今の美容皮膚科分野の発展とともに、私の分野は皮膚科に大きく飲み込まれ、いつの間にか美容皮膚科医としての学術的な仕事が増えるようになってきました。いつも感じるのはわが国における美容皮膚科の正しい発展の難しさです。大学では美容に関わる仕事を十分に行うことができませんし、開業医はあくまで実践的な医療を行っています。そして常に新しいことにアンテナを張り巡らし、情報収集をしつつ学術的な知識、技術を積み上げる必要がある分野です。書籍を読んでもなかなか実践的な情報は手に入りにくいのです。

　今回このお話をいただいた時に、いわゆる医学書のような学術的な話だけではなく、いま美容皮膚科はどうなっているのか、そしてどのような現状なのかを語る良い機会であると考えました。学会の重鎮である宮地先生にリードしていただきながら、思いの丈をしっかり話せたのではないかと感じます。

　今回の内容は個人的な意見で、相反する感覚をお持ちの医師もいるかとも思いますが、私見ということでお許しいただければ幸いです。ただできるだけ現在の美容皮膚科フィールドを俯瞰して公正にお話をしたつもりです。美容皮膚科ってどんな世界なのか興味がありつつも近づけなかった医師や一部の患者さんにも少しはお役に立てるのではないかと思います。

対談　専門医が語る美容皮膚科まるわかり

発　行　2023 年 4 月 3 日　初版第 1 刷発行

著　者　宮地良樹、宮田成章

発行人　渡部新太郎

発行所　株式会社日本医学出版
　　　　〒 113-0033　東京都文京区本郷 3-18-11　TY ビル 5F

電　話　03-5800-2350　FAX　03-5800-2351

印刷所　モリモト印刷株式会社